Wehner
Alexander-Technik

Die Autorin

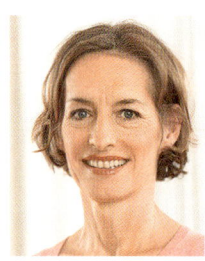

„Alexander-Technik ist für mich der Schlüssel zu einem guten Kontakt mit mir selbst." – so beschreibt Renate Wehner das, was diese ganzheitliche Methode für sie persönlich bedeutet. Kennengelernt hat Renate Wehner die Alexander-Technik als Quereinsteigerin in den zeitgenössischen Tanz und war sofort begeistert: Ihre Bewegungen wurden leichter, sie fühlte sich zentrierter, klarer und entwickelte die innere Ruhe, die sie heute in ihrem Alltag als Lehrerin für Alexander-Technik, Neuen Tanz sowie in der personzentrierten Beratung unterstützt. Gemeinsam mit Olivia Rohr leitet sie das Zentrum für Alexander-Technik, Yoga, Tanz und Beratung (ZAYT) in Freiburg.

Herzlicher Dank

Die Entscheidung eine CD aufzunehmen und schließlich das Buch zu schreiben, verdanke ich einigen Alexander-Schülern, die sich immer wieder eine Begleitung für den Alltag wünschten. Danke für den Kick.
Bedanken möchte ich mich besonders bei Elisa und Eckart Ruschmann, die mich über viele Jahre als Ausbilder für Alexander-Technik sowie personzentrierte und werteorientierte Beratung begleitet und ganz wesentlich zu meiner beruflichen und persönlichen Entwicklung beigetragen haben.
Ganz herzlich danke ich auch meiner Kollegin Olivia Rohr, für den kostbaren tagtäglichen Austausch, das gemeinsame Unterrichten und dafür, dass wir viele Ideen gemeinsam entwickeln und ausarbeiten können.
Auch meiner Kollegin Andrea Berger danke ich für's Probelesen und für ihre schöne Präsenz als Modell.
Ebenso möchte ich mich bei all meinen SchülerInnen bedanken, die mir durch ihre persönlichen Fragen ermöglicht haben, weiter zu forschen und zu wachsen.
Frau Tiggeler danke ich, dass Sie das Projekt mit ihrer Stimme unterstützt hat.
Und schließlich möchte ich meinem Lebensgefährten Udo Kreggenfeld herzlich danken, der mich durch seine eigenen Buchprojekte immer wieder ermutigt hat zu schreiben und mir mit viel Humor und offenen Ohren beiseite stand.

Renate Wehner

Alexander-Technik

Achtsame Übungen für mehr Körperharmonie

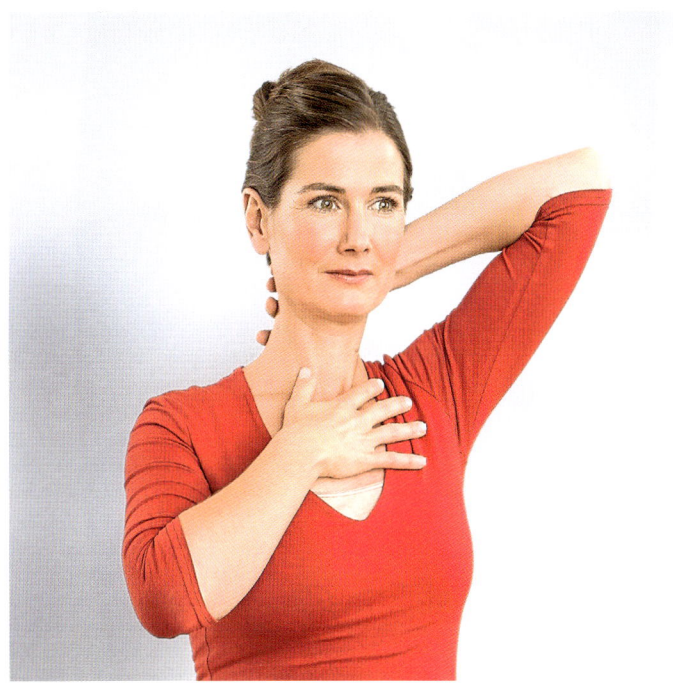

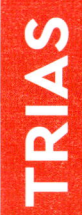

Inhalt

7 **Vorwort**

9 **Alles über Alexander-Technik**

10 **Körperliche Balance und inneres Gleichgewicht**

11 Veränderung durch Bewusstheit

12 10 Gute Gründe für die Alexander-Technik

13 Gelassen zum Ziel

14 Übung: Innehalten und wahrnehmen

16 Wie wir zu dem werden, was wir sind

18 **Die drei Prinzipien der Alexander-Technik**

18 1. Wahrnehmen – sich selbst kennenlernen

19 Übung: Den Gewohnheiten auf der Spur

21 Übung: Die Selbstwahrnehmung testen

24 Übung vor dem Spiegel: Vorderansicht

26 Übung vor dem Spiegel: Seitenansicht

28 Übung an der Wand: Rückhalt im Alltag finden

30 2. Innehalten – das konstruktive Nein

33 Übung: Innehalten – die Zielfixierung loslassen

33 Übung: Innehalten – Reaktionsmuster anhalten

34 3. Ausrichtung durch mentale Impulse

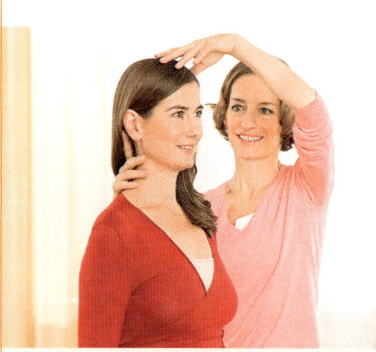

Raum schaffen
Innehalten, ins Lot kommen und bewusst den Schritt in Richtung Neues wagen. So entsteht Raum für eine harmonische Körperkoordination.

CD
Damit Sie sich voll und ganz auf die Alexander-Technik einlassen können, finden sich einige im Buch beschriebenen Übungen und viele weitere auf der beiliegenden CD. Die erste Einheit umfasst eine Übung vor dem Spiegel, mit der Sie Ihre Körperwahrnehmung verfeinern können. Daran schließt die Übungseinheit „Ausrichtung für alle Lebenslagen" an. Sie zeigt, wie Sie mithilfe der Gedanken die Ausrichtung des Körpers fördern können. Es folgen Übungen im Liegen, an der Wand, im Gehen und Sitzen sowie beim Aufstehen und Hinsetzen. So sind Sie bestens gerüstet, um die neu erlernte Bewegungskoordination in die unterschiedlichsten Situationen des Alltags einfließen zu lassen.

Inhalt

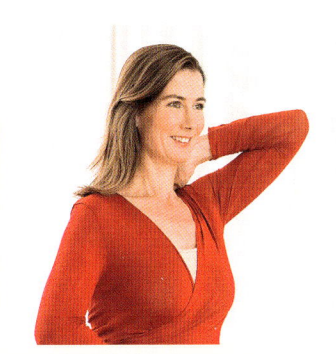

Alltagstauglich
Ob allein oder in der Gruppe, zu Hause oder im Büro, Alexander-Technik ist für jeden geeignet und überall anwendbar.

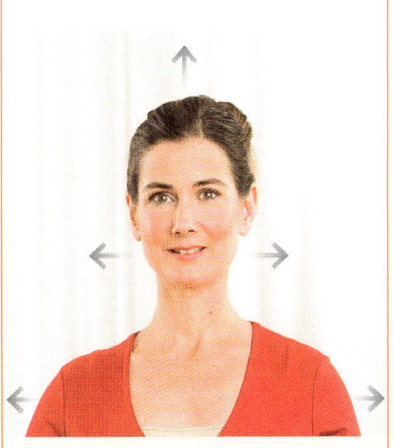

Ausgerichtet
Die Pfeile in den Abbildungen verdeutlichen die Richtungen, in die Ihr Körper sich längen und lösen darf.

39 **Schritt für Schritt zur neuen Körperbalance**

40 **Den Körper neu ausrichten**
41 **Übung:** Im Liegen wachsen

42 **Den Hals freilassen**
42 **Übung:** Dem Hals Raum geben

44 **Die Richtung für den Kopf**
44 **Übung:** Den Kopf frei nach oben balancieren

46 **Länge für die Wirbelsäule**
46 **Übung:** Harmonisch aufrichten

48 **Weite für den Rumpf**
48 **Übung:** Den Rumpf weiten

50 **Ausrichtung der Hüften, Beine und Füße**
50 **Übung:** Den Gelenken Raum geben

52 **Ausrichtung der Schultern, Arme und Hände**
54 **Übung:** Schultern, Arme und Hände lösen

54 **Kurzformel: Anweisung für den gesamten Körper**

56 **Der Alltag als Übungsfeld**
56 **Übung:** Eine neue Gesamtkoordination

57 **Service**
57 Der Unterricht in Alexander-Technik
62 So üben Sie mit der CD

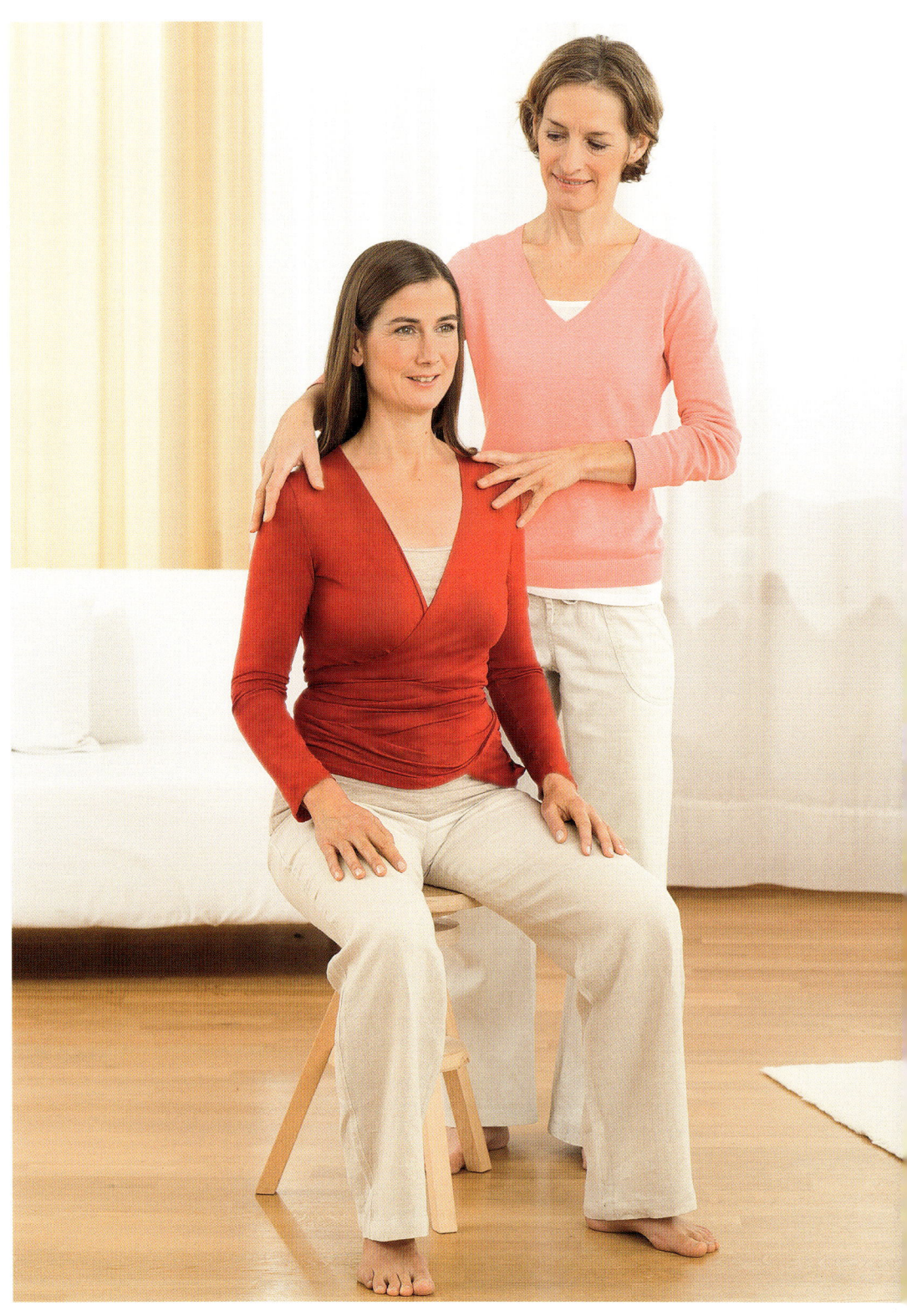

Liebe Leserinnen, liebe Leser,

Als ich 1989 meine ersten Alexander-Technik-Stunden nahm, war ich fasziniert davon, wie viel allein Gedanken und subtile Berührungen bewirken können. So sollte ich mir beispielsweise vorstellen, dass mein Kopf nach oben ginge, während mein Lehrer ihn ruhig in seinen Händen hielt. Ich spürte, wie sich mein Nacken löste und mein ganzer Körper im Verlauf der Stunde immer weiter und lebendiger wurde. Die Freude, die mit dem neuen Körpergefühl einherging, und die Möglichkeit, mich selbst auf so konstruktive Weise mit Gedanken zu unterstützen, veranlassten mich, die Ausbildung zu beginnen – seit 17 Jahren bin ich nun selbst Ausbilderin und leite gemeinsam mit meiner Kollegin Olivia Rohr die Schule für Alexander-Technik im ZAYT (Freiburg).

Noch immer bin ich begeistert davon, wie tiefgreifend und zugleich ganz praktisch die Alexander-Technik den Lebensalltag unterstützen kann. Ob es um Verspannungen geht, Rückenschmerzen, die Bewältigung von Stress oder um das Bedürfnis nach Ausgeglichenheit – Menschen aller Altersstufen, mit oder ohne körperlichen Einschränkungen, können mit dieser Methode einen achtsamen Umgang mit sich selbst entwickeln, um aufrechter, gelassener und stressfreier durchs Leben zu gehen.

Damit Sie einen Einblick in die Methode gewinnen und die wesentlichen Prinzipien kennenlernen, gebe ich Ihnen auf den folgenden Seiten eine theoretische Einführung in die Alexander-Technik, die Sie zugleich auf eine Reise der Selbstentdeckung einlädt. Es ist mein Anliegen, nah an der Praxis zu bleiben. Daher können Sie die ersten Schritte dieser – aus meiner Sicht - wunderbaren Methode bereits in kleinen Experimenten ausprobieren. Natürlich ist es leichter, wenn Sie die Anleitungen nicht selbst lesen, sondern ihnen einfach zuhören können. Dies ermöglicht Ihnen die CD mit einem ausführlichen Übungsteil.

Nun wünsche ich Ihnen viel Freude und Forschergeist beim Entdecken der Alexander-Technik.

Renate Wehner

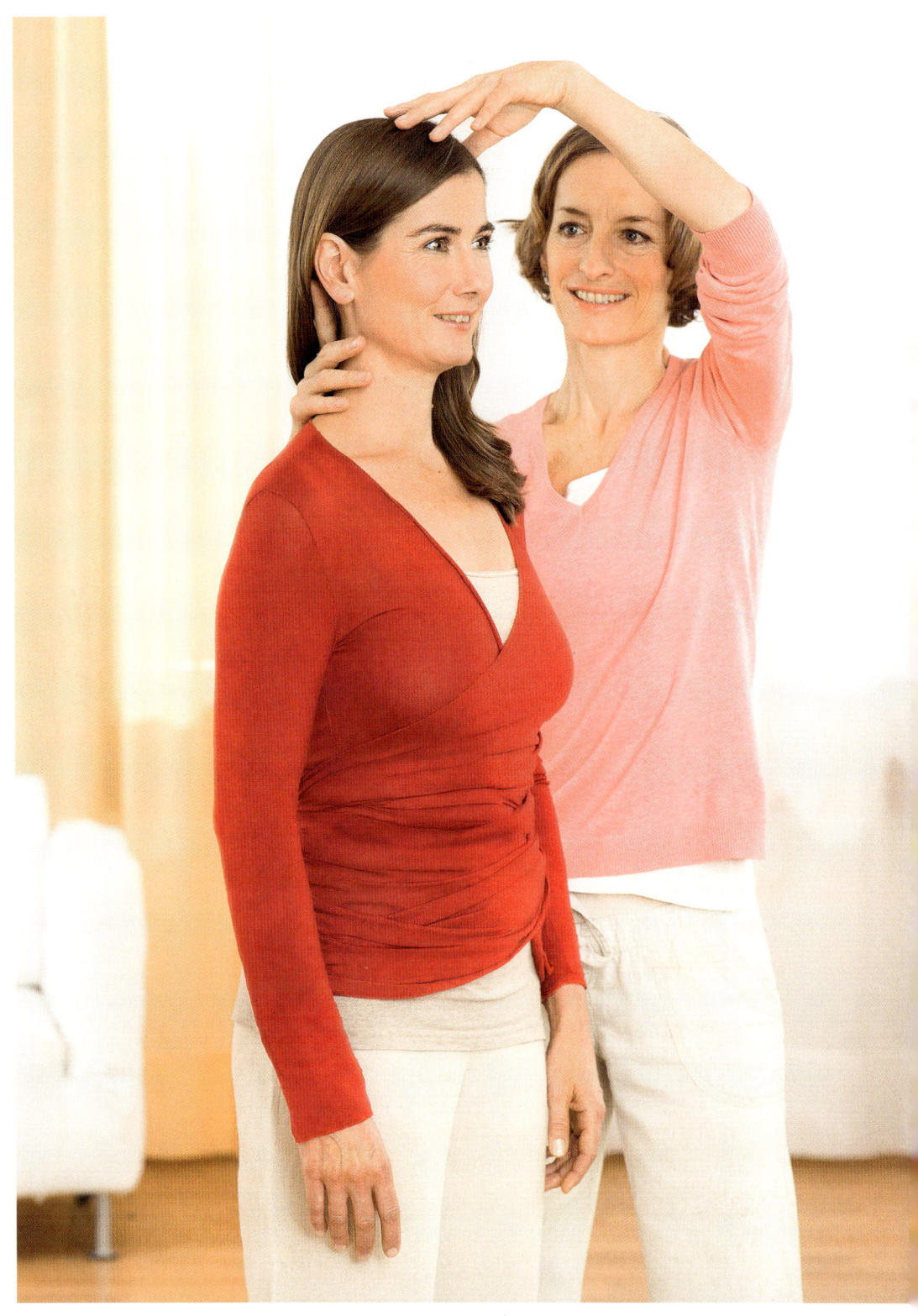

Alles über Alexander-Technik

Aufrecht durchs Leben gehen, gelassen den Anforderungen des Alltags begegnen, Schmerzen vorbeugen, Verspannungen lösen oder sich einfach etwas Gutes tun – viele Gründe sprechen für die Alexander-Technik. Überzeugen Sie sich selbst von der Wirksamkeit dieser ganzheitlichen Methode.

Körperliche Balance und inneres Gleichgewicht

Die Alexander-Technik unterstützt Sie dabei, innezuhalten und in Kontakt mit sich selbst zu kommen. Sie üben, Ihren Körper und Geist neu auszurichten sowie Bewegungs- und Haltungsgewohnheiten abzulegen, die Ihnen nicht guttun. So können Sie den täglichen Aufgaben gelöster begegnen.

Der moderne Lebensalltag erfordert es, permanent auf unzählige Reize zu antworten. Dabei verlieren wir uns oft in dem Sog zu reagieren, fühlen uns gehetzt, angespannt und überfordert. Selten gönnen wir uns, innezuhalten und uns zu überlegen, wie wir eigentlich reagieren möchten. Selbst wenn wir wissen, was uns guttut, fällt es uns oft schwer, alte Muster loszulassen. Hier bietet die Alexander-Technik eine ideale Hilfestellung – im ganz normalen Alltag, aber auch im Umgang mit herausfordernden psychischen Situationen wie Stress, Prüfungsangst oder Lampenfieber.

Die Alexander-Technik lehrt keine Körperübungen, wie es etwa im Yoga oder beim autogenen Training der Fall ist, sondern vermittelt ein Prinzip der ganzheitlichen Koordination. Über gedankliche Anweisungen lernen Sie, Ihren Körper so auszurichten, dass Sie keine überflüssige Energie verschwenden, sondern sie – im Gegenteil – optimal einsetzen. Ob Sie im Büro sitzen, Gespräche führen, in den Bergen wandern oder Musik machen – die Alexander-Technik können Sie jederzeit und überall anwenden. Obwohl sie oft in einfachen Bewegungen wie Gehen, Stehen, Liegen und Sitzen geübt wird, ist sie auf beliebig viele Aktivitäten übertragbar. Unabhängig von körperlicher Fitness oder Beweglichkeit kann sie selbst bei Menschen in hohem Alter oder mit körperlichen Beeinträchtigungen zu mehr Wohlbefinden beitragen.

Die Alexander-Technik ist eine der ältesten westlichen Methoden der ganzheitlichen Körperarbeit. Bereits Ende des 19. Jahrhunderts entwickelte der australische Schauspieler Frederick Matthias Alexander (1869–1955) damit einen Weg, sich auf eine bewusste und konstruktive Weise selbst zu steuern. Dabei leitete ihn die Erkenntnis, dass in jeder Aktivität immer körperliche und psychische Vorgänge zusammenwirken und sich gegenseitig beeinflussen. Dieser Gedanke war zur damaligen Zeit revolutionär. Doch für ihn war klar, dass es sich, egal ob wir den Arm heben oder über etwas nachdenken, immer um eine Gemeinschaftsaktion von körperlichen, emotionalen und mentalen Funktionen handelt. Folglich sprach er auch nicht vom Gebrauch des Körpers, sondern vom Gebrauch des gesamten „psychophysischen Selbst" (engl. „use of the self"). Der Selbstgebrauch ist daher ein zentraler Begriff in der Alexander-Technik.

Heute ist diese ganzheitliche Sichtweise vielen vertraut. Und damit auch die Erfahrung, dass sich eine tiefere Körperwahrnehmung und eine gelöste Koordination positiv auf unser psychisches Wohlbefinden auswirken können. Umgekehrt bringt ein guter Umgang mit Gedanken und Gefühlen meist auch körperliche Entspannung mit sich, – Körper und Geist beeinflussen sich gegenseitig.

Isabell, Studentin der Psychologie

»Meine Beziehungen zu den Menschen um mich herum wurden freier

Über die Alexander-Technik bekam ich Mittel an die Hand, mich mit mehr Leichtigkeit zu bewegen und gleichzeitig mehr in mir zu ruhen. Mein Selbstkontakt verbesserte sich spürbar, und darüber wurden auch meine Beziehungen zu den Menschen um mich herum freier.«

Veränderung durch Bewusstheit

Das Besondere an der Methode: Die verbesserte Ausrichtung des Körpers entsteht nicht durch äußeres Korrigieren, sondern durch eine Neuorientierung, die im Bewusstsein beginnt. Die drei Mittel dafür sind Wahrnehmen, Innehalten und mentale Anweisung (S. 18).

Viele Menschen finden über Beschwerden zur Alexander-Technik und suchen einen Weg, sich von Spannungen und Schmerzen zu befreien. Doch beim näheren Kennenlernen zeigt sich, dass sie weit mehr ist als eine reine Körperarbeit. Die Alexander-Technik gibt uns ein Prinzip an die Hand, mit dem wir unsere gesunden Funktionen auf allen Ebenen (ob körperlich, emotional oder mental) unterstützen und fördern können. Somit trägt sie als Selbsthilfemethode zu einer ganzheitlichen Gesundheitsvorsorge bei. Sie ermöglicht uns, einen konstruktiven Umgang mit uns selbst zu erlernen, um angemessen und flexibel auf die unterschiedlichsten Situationen des Lebens zu antworten. Fachleute sprechen in diesem Zusammenhang von „Selbststeuerungskompetenz".

Die Wirkungen der Alexander-Technik auf die Selbststeuerungskompetenz belegt auch eine Pilotstudie der Diplom-Psychologin Inga Bronowski aus dem Jahr 2011 (S. 58). Diese Studie zeigte, dass die Teilnehmer schon nach der achten Einzel-

WISSEN

Alte Methode neu entdeckt

Das über 100 Jahre alte Know-how der Alexander-Technik bekommt in den letzten Jahren durch aktuelle Studien großen Rückenwind. So bestätigt eine 2008 veröffentlichte britische Untersuchung die hohe Wirksamkeit der Alexander-Technik bei chronischen Rückenschmerzen (Seite 58). Nach 24 Einzelstunden in Alexander-Technik reduzierten sich die Schmerztage von durchschnittlich 21 auf nur noch drei pro Monat. Bereits sechs Stunden genügten, um einen annähernden Erfolg zu bringen. Selbst nach einem Jahr waren die Auswirkungen noch spürbar vorhanden. Weder Massagen, Physiotherapie noch spezifisch verordnete Schmerzbehandlungen konnten sich mit diesem Ergebnis messen lassen.

stunde in Alexander-Technik eigene Werte, Ziele und Bedürfnisse besser wahrnehmen konnten. Bei der Umsetzung schwieriger Vorhaben gelang es ihnen leichter, sich zu motivieren. Außerdem sagten die Teilnehmer aus, entstehende Unsicherheiten, Nervosität und Angst leichter in den Griff zu bekommen. Anstatt sich durch Misserfolge lähmen zu lassen, lernten sie aus ihren Fehlern.

10 Gute Gründe für die Alexander-Technik

Menschen, die die Alexander-Technik anwenden, beschreiben ihre wohltuende Wirkung oft damit, dass sie mehr in sich ruhen, sich aufrechter und gelöster fühlen und sich müheloser bewegen. Sie empfinden mehr innere Freiheit und Gelassenheit und können „auf das Leben" angemessener reagieren. Wenn Sie sich in den folgenden Situationen wiederfinden, dann kann die Methode auch für Sie persönlich hilfreich sein:

- Haben Sie einen herausfordernden Alltag, fühlen Sie sich gestresst oder unter Druck und wünschen Sie sich, Ihren inneren Ruhepunkt wiederzufinden und aufzutanken?
- Möchten Sie Ihre Beweglichkeit steigern, Ihren Körper müheloser aufrichten, Ihre Koordination und damit auch Ihre Atmung verbessern?
- Haben Sie haltungsbedingte Beschwerden wie Nackenverspannungen, Kopf-, Rücken-, oder Gelenkschmerzen und suchen nach einem Weg, wie Sie besser loslassen können?
- Möchten Sie einfach mehr Körperbewusstsein entwickeln und mehr in Kontakt mit sich selbst kommen?
- Suchen Sie einen Weg, mit einseitigen körperlichen Belastungen (langes Stehen oder Sitzen, asymmetrische Bewegungsabläufe, z. B. im Beruf) oder Einschrän-

kungen (infolge von Unfällen, Krankheiten, Alter) besser umzugehen?
- Leiden Sie unter psychosomatischen Beschwerden und suchen Sie eine körperorientierte Unterstützung, z. B. um Ihren Bluthochdruck zu senken, nachts besser zu schlafen oder sich leichter zu entspannen?
- Arbeiten Sie professionell mit Ihrem Körper (als Künstler, Sportler, Körpertherapeut etc.) und möchten Sie Ihre Koordination ausdifferenzieren sowie Ihren Krafteinsatz optimieren?
- Stehen Sie oft in der Öffentlichkeit (Vorträge, Führungsaufgaben etc.) und wünschen Sie sich, dabei präsent, gelöst und gut in sich verankert zu sein?
- Möchten Sie sich persönlich weiterentwickeln, Ihre Selbstbeobachtung schulen und bewusster mit eigenen Zielen, Gedanken und Gefühlen umgehen?
- Fragen Sie sich, wie Sie persönlich für Ihre körperliche und geistige Gesundheit vorsorgen können, damit Sie fit bleiben bis ins hohe Alter?

Die Alexander-Technik eignet sich im Grunde genommen für alle Menschen, die eine Möglichkeit suchen, mehr Selbstverantwortung für ihr körperliches und geistiges Wohlbefinden zu übernehmen. Eine medizinische oder andere fachliche Behandlung kann sie nicht ersetzen – aber sie erweist sich in vielen Fällen als hilfreiche Unterstützung und Ergänzung. In puncto Prävention und Schmerztherapie zählt sie sogar zu den erfolgreichsten Methoden der Körperarbeit.

Jutta, Krankenschwester und Lehrerin der Alexander-Technik

》 **Meine Bewegungen sind koordinierter und ökonomischer geworden**

„Die Alexander-Technik hilft mir, meinen Raum, meine Grenzen und die meines Gegenübers besser wahrzunehmen. Meine Bewegungen sind koordinierter und ökonomischer geworden und der Kontakt zu Patienten, vor allem das gemeinsame Bewegen und Sprechen, ist dadurch freier und müheloser geworden. Ich habe wieder mehr Freude an meiner Arbeit gefunden.«

Gelassen zum Ziel

Um Ihnen die Alexander-Technik vorzustellen, möchte ich Sie gerne zu einem kleinen Experiment einladen. Lassen Sie sich dabei – wie im Übrigen bei allen Übungen – Zeit, sich aufmerksam wahrzunehmen. Die Auslassungspunkte … in der Beschreibung laden Sie ein, eine Zeitlang ganz bei der Aufgabe zu verweilen und sich zu fragen: Wie fühlt sich das an?

Übung: Innehalten und wahrnehmen

Erlauben Sie sich, einen Moment innezuhalten … Verlagern Sie dann den Schwerpunkt Ihrer Aufmerksamkeit vom „Lesen des Buches" hin zu sich selbst … In welcher Körperhaltung befinden Sie sich gerade? Lassen Sie sich ein wenig Zeit, sich wahrzunehmen, ohne etwas korrigieren zu müssen …

Wo ist Ihr Kopf im Verhältnis zum Rumpf? Ist er etwas nach vorne verschoben, um die Worte aufzunehmen – oder balanciert er mittig auf der Wirbelsäule? … Wie spüren Sie Ihren Nacken … die Schultern … den Rücken … Ihre Arme … Ihre Beine? … Bemerken Sie irgendwo Anspannung oder Enge … – oder nehmen Sie sich als gelöst und wohlig wahr?

Sind Ihre Augen und Ihr Gesicht entspannt, oder strengt Sie das Lesen an? … Wie ist Ihre geistige Verfassung? Sind sie müde oder wach und aufnahmebereit? … Verweilen Sie beim reinen Beobachten, Sie müssen nicht gleich etwas verändern …

Möglicherweise konnten Sie das eine oder andere wahrnehmen, was Ihnen sonst in der Selbstverständlichkeit des Lesens nicht aufgefallen wäre. Und vielleicht sind Sie ein wenig mehr in Kontakt mit sich gekommen, Ihrem Körper und Ihrer momentanen Befindlichkeit. Die Qualität, mit der wir unseren Körper halten und uns bewegen und mit der wir bei den unterschiedlichen Aktivitäten des Lebens mit uns selbst umgehen, hat einen großen Einfluss darauf, ob wir uns körperlich und geistig wohl fühlen – ganz egal, ob wir gerade lesen, arbeiten, Menschen begegnen oder unseren Freizeitbeschäftigungen nachgehen.

Doch selten halten wir inne und überprüfen die Art und Weise, wie wir etwas tun. Wir verfolgen unsere Absichten und Ziele und schenken dem Weg, wie wir sie erreichen, oft nicht genügend Beachtung. Meistens sind es Beschwerden oder Schmerzen, die uns aufhorchen lassen. So könnte es z.B. sein, dass Sie weiterlesen und vielleicht, ohne es zu merken, die Schultern dabei hochziehen oder in sich zusammensinken. Erst wenn Sie das Buch zur Seite legen, bemerken Sie womöglich eine leichte Verspannung. Dies mag für sich genommen nicht weiter belastend sein. Wiederholen sich solche Fehlhaltungen jedoch immer wieder, können sie langfristig gesehen unsere Gesundheit beeinträchtigen. Bandscheibenvorfälle und Gelenkbeschwerden sind meist die spürbaren Folgen, wenn einzelne Körperbereiche über lange Zeit ungünstig koordiniert und somit übermäßig beansprucht werden.

Oft ahnen Sie wahrscheinlich selbst, dass Ihnen gewisse Bewegungen oder Verhaltensweisen nicht guttun. So richten Sie sich vielleicht zwischendurch mal auf, rücken Ihre Position ein wenig zurecht und sind kurzfristig erleichtert. Doch kaum sind fünf Minuten vergangen, befinden Sie

WISSEN

Wie alles begann

F. M. Alexander litt zu Beginn seiner Karriere als Schauspieler und Rezitator zunehmend an Stimmproblemen und Heiserkeit. Daraufhin begann er sich mithilfe mehrerer Spiegel selbst zu beobachten und entdeckte einen Zusammenhang zwischen seinem Selbstgebrauch und der Funktionstüchtigkeit seiner Stimme. Er fand heraus, dass er die spannungserzeugenden Muster, die an sein Sprechen gekoppelt waren, stoppen konnte, indem er seine Zielfixierung auf das Sprechen losließ. Gleichzeitig erarbeitete er sich über mentale Anweisungen eine gelöste Koordination. Daraufhin verschwanden seine Stimmprobleme, und es zeigte sich, dass er ein grundlegendes Prinzip für Veränderungsprozesse entdeckt hatte. Bei Schauspielern, Ärzten und Wissenschaftlern seiner Zeit fand er mit seiner Methode große Resonanz. 1930 begann er in London, Alexander-Lehrer auszubilden. Heute gibt es weltweit ca. 3000 Lehrer und Lehrerinnen dieser Technik.

---

sich wieder in der gleichen Haltung wie zuvor. Solche Korrekturen sind in der Regel anstrengend und nicht von Dauer.

wichtig

Die Alexander-Technik lässt Sie aufmerksamer dafür werden, wie Sie etwas tun, um belastende Muster erkennen und verändern zu können. Sie hilft Ihnen, eigene Ziele und Absichten so zu verfolgen, dass Sie dabei innerlich gelassen, weit und ausgerichtet bleiben.

Der Weg zu einer nachhaltigen, harmonischen Ausrichtung geschieht in der Alexander-Technik nicht durch schnelle Haltungskorrekturen oder aufwendige Körperübungen, sondern durch einen bewussten Prozess, der im Wesentlichen aus drei Schritten besteht:

- **Wahrnehmen:** den Selbstgebrauch genau beobachten und einschätzen lernen
- **Innehalten:** ungünstige Gewohnheiten stoppen
- **Ausrichten:** einen günstigen Selbstgebrauch durch mentale Anweisungen fördern und aufrechterhalten

Am Beispiel des Lesens können die drei Schritte folgendermaßen aussehen: Sie merken, dass zum Beispiel Ihr Brustkorb etwas zusammengesunken ist und spüren eine leichte Anspannung im Nacken. Daraufhin erlauben Sie sich innezuhalten und lösen sich von Ihrem Ziel zu lesen. Dann wünschen Sie Ihrem Hals frei zu sein, Ihrem Kopf, nach oben zu gehen, Ihrem Rumpf, sich zu längen und zu weiten, und insbesondere Ihrem Brustkorb, sich vorne zu entfalten. Und wenn Sie sich nun entscheiden, weiterzulesen, versuchen Sie, mit Ihrer Aufmerksamkeit weiterhin bei den Wünschen für Ihre Ausrichtung zu bleiben: Hals gelöst, Kopf frei nach oben, Rumpf lang und weit.

Wie wir zu dem werden, was wir sind

Aber werfen wir zunächst einen Blick darauf, wie Gewohnheiten entstehen, denn sie sind die größte Herausforderung, wenn wir uns verändern wollen. Wie wir uns bewegen, verhalten, auf das Leben antworten, all das ist zu einem großen Teil die Summe unserer Lern- und Entwicklungsprozesse. Als kleines Kind lernen wir zu laufen, fallen immer wieder hin, bis die Balance uns auf den kleinen Füßen hält und wir schließlich irgendwann spielend unseren ganzen Körper beherrschen. Später erlernen wir einen Beruf, entwickeln Fähigkeiten, zum Beispiel ein Instrument zu spielen, und immer braucht es Übung, bis wir etwas gut können. Unser gesamtes Know-how ist – bis auf manche Ausnahmen – das Ergebnis von wiederholter Erfahrung. Die Neurowissenschaft spricht hier von neuronaler Bahnung.

Innere Bedingungen wie persönliche Veranlagung, aber auch das äußere Umfeld – Familie, Freunde, Vorbilder, Arbeitsplatz, kulturelle Bezüge – und damit verbundene Erfahrungen sowie emotionale Erlebnisse beeinflussen unser Lernen. Sogar vermeintlich banale Dinge wie Kleider und Schuhwerk können sich auf die Art unserer Bewegungen oder unseres Verhaltens auswirken.

Wenn es „wie von selbst" geht

Der Fähigkeit, Gewohnheiten zu entwickeln, haben wir es zu verdanken, dass wir nicht für jeden Schritt unsere bewusste Aufmerksamkeit und Kontrolle brauchen. Der „Autopilot" steuert uns, und wir sind frei für zusätzliche Aktivitäten. So ist es möglich, dass wir z. B. beim Spazierengehen gleichzeitig eine schöne Landschaft genießen, uns in ein Gespräch vertiefen oder das Menü für das Abendessen planen. Wann immer wir etwas oft genug wiederholt und damit gelernt haben – sei es bewusst oder ohne bewusste Aufmerksamkeit – werden im Gehirn dieselben „Verbindungswege" aktiviert und somit neuronale Bahnen angelegt. Diese verknüpfen sich untereinander zu komplexen Netzwerken und speichern beispielsweise unsere Geh- oder Haltungsgewohnheiten ab. Wollen wir losgehen, denken wir in den seltensten Fällen darüber nach, was nun genau zu tun ist – das etablierte neuronale Erregungsmuster wird automatisch abgerufen. Das Gehen geschieht „wie von selbst" – es sei denn, wir wollen uns bewusst einmischen, weil das Knie oder die Hüfte zu schmerzen beginnt. Ein guter Anlass, um die Alexander-Technik anzuwenden.

wichtig
Je häufiger wir etwas wiederholen, desto stärker ist die neuronale Bahnung. So entstehen Können und Meisterschaft, aber auch unliebsame Gewohnheiten etablieren sich auf diese Weise und werden normal für uns.

Lebenslang lernen

Dieses Wissen mag uns helfen zu verstehen, warum anhaltende Veränderung meist nicht von einem Tag auf den anderen möglich ist. Die Macht der Gewohnheit siegt nicht selten über die neuen Vorsätze und den Wunsch, etwas anders zu machen. Dennoch sind wir mit dem Vermögen ausgestattet, ein Leben lang zu lernen und uns verändern zu können. Unser Nervensystem ist von Natur aus dynamisch und anpassungsfähig. Wir können uns bewusst entscheiden, eingefahrene Bahnen zu verlassen, den „inneren Regisseur" einschalten und uns neuen Erfahrungen öffnen. Auch wenn es in jungen Jahren noch leichterfällt, können wir uns auch im Alter noch verändern oder etwas ganz Neues lernen – etwa eine Fremdsprache oder ein Instrument. Ebenso können wir auch noch mit 70 Jahren Gewohnheiten, die uns schaden, über Bord werfen und durch hilfreiche ersetzen. Wann haben Sie zum letzten Mal etwas völlig anders gemacht als sonst oder etwas ganz Neues ausprobiert? Bekommen Sie ein wenig Lust, einengende Gewohnheiten abzustreifen und für mehr bewusst gestalteten Spielraum in Ihrem Leben zu sorgen?

Muster durchdringen alle Ebenen unseres Menschseins

Muster zeigen sich nicht nur in der Art, wie wir unseren Körper halten und koordinieren, sondern auch in der Art, wie wir atmen, denken, emotional reagieren, welche inneren Einstellungen uns leiten und selbst in der Art und Weise, wie wir unsere Aufmerksamkeit steuern.

Gewohnheiten – ganz gleich auf welcher Ebene – haben das Potenzial, unser Leben zu erleichtern oder zu erschweren. Daher ist es gut, sie im Auge zu behalten und herauszufinden, ob sie zu unserem Wohlergehen beitragen und ob sie unserer Gesundheit und persönlichen Entfaltung dienen.

Die drei Prinzipien der Alexander-Technik

Wahrnehmen, Innehalten, Ausrichten – das sind die drei Mittel der Alexander-Technik. Im ersten Schritt nehmen Sie Gewohnheiten und Bewegungsmuster wahr, im zweiten halten Sie inne, um dem ungünstigen Muster nicht weiter zu folgen, und im dritten finden Sie mithilfe mentaler Anweisungen zu einer mühelosen und klaren Ausrichtung.

1. Wahrnehmen – sich selbst kennenlernen

Der erste Schritt zu Veränderung besteht darin, aufmerksam zu werden und bewusst zu beobachten, wie wir etwas tun. So können wir ein Licht auf unsere Bewegungs- und Verhaltensgewohnheiten werfen und werden wach für unsere Reaktionsmuster. Wie reagieren Sie auf Impulse, die in Ihnen entstehen (z. B. auf den Wunsch aufzustehen, den Gedanken an den nächsten Geschäftstermin)? Oder auf Eindrücke, die von außen kommen, z. B. auf die Worte oder Mimik Ihres Gegenübers oder auf das Handy, das mitten in einer Besprechung klingelt? Obwohl es so scheint, dass die Alexander-Technik am Körper ansetzt, beginnt der Veränderungsprozess genau genommen auf der Ebene des Bewusstseins und wirkt von dort auf den Körper und auf das gesamte Dasein. Das macht vielleicht auch das Besondere der Alexander-Technik aus: Körperliche und geistige Prozesse werden gleichermaßen angesprochen und genutzt, um Hand in Hand am Wohlergehen zu arbeiten.

Miriam, Doktorandin der Philosophie

»Plötzlich spürte ich wieder Kontakt zwischen meinem Brustkorb und Becken

Nachdem ich aufgrund starker Rückenschmerzen vieles ausprobiert hatte, begann ich, Alexander-Stunden zu nehmen. Schon während der ersten Stunde spürte ich, wie zwischen Brustkorb und Becken plötzlich wieder ‚Kontakt' entstand. Die Verbindung wurde zunehmend durchlässig und kam ‚ins Fließen'. Dadurch hat sich mein ganzer unterer Rücken wieder nachhaltig entspannt und die Schmerzen haben sich gelöst.«

Gewohnheiten erkennen und einschätzen

Gewohnheiten beeinflussen unsere Wahrnehmung. Sitzen wir Tag für Tag am Schreibtisch, den Kopf nach vorne zum Bildschirm gezogen, den Rumpf zur Maushand geneigt, die Schultern etwas hochgezogen, den Unterarm angespannt, dann etablieren wir ein Bewegungs- und Haltungsmuster, gebahnt durch viele Stunden der Wiederholung. Meist fühlen wir uns mit dem „Normalen" ganz wohl. Die damit verbundene Spannung oder die Anstrengung können wir oft nicht mehr als solche wahrnehmen, weil wir uns längst an sie gewöhnt haben. Die angemessene Einschätzung unseres Selbstgebrauchs wird durch diesen Gewöhnungseffekt ungenau. Das erklärt auch, warum wir selbst unsere Muster oft schwerer erkennen als andere Menschen und warum es nicht so leicht ist, ungünstige Gewohnheiten auf Anhieb zu verändern.

> **Übung:** Den Gewohnheiten auf der Spur
> Um das Phänomen der Adaption selbst zu spüren, können Sie Folgendes ausprobieren: Verschränken Sie Ihre Arme vor dem Körper. Wie fühlt sich das an? … Dann probieren Sie es zur Abwechslung mal andersherum (so, dass der andere Arm vorne ist). Wie empfinden Sie den Unterschied? … Vermutlich fühlt sich die zweite Seite nicht so bequem und mühelos an wie die erste. Und womöglich merken Sie auf der ungewohnten Seite nun deutlicher, welche Koordination und Kraft nötig ist, um die Arme in dieser Position zu halten.

F. M. Alexander hatte als Schauspieler und Rezitator mit zunehmender Heiserkeit zu kämpfen. Da er den Verdacht hatte, dass etwas an seiner Gewohnheit zu sprechen ungünstig sein musste, ihm aber weder sein Arzt noch Stimmlehrer weiterhelfen konnten, begann er, sich vor mehreren Spiegeln selbst zu beobachten. Mit großer Hingabe und Genauigkeit studierte er, wie er sich hielt und bewegte, während er sprach. Dabei entdeckte er unter anderem, dass er beim Versuch zu sprechen den Brustkorb hochzog, den Nacken verkürzte und auf seinen Kehlkopf drückte. Immer wieder verglich er das, was er meinte zu tun – also was er spürte, mit dem was er im Spiegel sah – also tatsächlich tat. Und er stellte fest, welch unwiderstehlichen Reiz sein gewohntes Muster zu sprechen auf ihn ausübte. Obwohl er sich vornahm, den Nacken zu lösen und den Kopf nach oben auszurichten, sah er zu seinem Erstaunen, dass er trotzdem das Kinn hob und den Kopf in den Nacken warf. Er entdeckte, wie stark die Macht der Gewohnheit seine Einschätzung trübte.

Die Rückmeldung durch den Blick in den Spiegel oder die Berührung durch einen Lehrer wird daher auch heute in der Alexander-Technik bewusst genutzt, um die Wahrnehmung des Körpers (Propriozeption) zu verbessern und sich selbst zuverlässiger einzuschätzen. Eine meiner Schülerinnen z. B. neigte dazu, im Stehen den oberen Rücken nach hinten zu lehnen. Ich begleitete sie mit meinen Händen und Worten zu einer mittigen Balance. Es kam ihr zunächst komisch vor, so zu stehen – sie hatte den Eindruck, sie lehne sich nun wie eine Skispringerin zu weit nach vorne. Ich lud sie ein, in den Spiegel zu schauen, um ihr zu zeigen, dass sie tatsächlich ganz lotrecht stand. Zuerst war sie erstaunt. Dann begann sie, die neue Aufrichtung auf sich wirken zu lassen. Ich fragte sie, wie sie das Stehen nun empfinde: „Ein wenig unvertraut und unsicher", sagte sie. „Aber im Grunde stehe ich so viel leichter. Und ich merke gerade, dass mein unterer Rücken gar nicht mehr so angestrengt ist."

Mit allen Sinnen prüfen

Um ungünstige Gewohnheiten zu erkennen, braucht es einen Schritt zurück oder einen Perspektivenwechsel. Sind Sie auf sich gestellt, wie F. M. Alexander seinerzeit, können Sie andere Sinne als Referenz nutzen, um ihre Körperwahrnehmung zu prüfen. Haben Sie einen Alexander-Lehrer, zu dem Sie gehen können, kann er Sie dabei unterstützen.

wichtig
Durch eine wache und wohlwollende Selbst- und Fremdbeobachtung lernen Sie Ihre Muster kennen und können jene verändern, die sich belastend auf den gesamten Organismus auswirken.

Unterstützung durch einen Alexander-Lehrer

Alexander-Technik-Lehrer sind darin geschult, sehr differenziert und fein wahrzunehmen. Über den Blick von außen sowie ihre Hände können sie kleinste Ungleichgewichte und Spannungsmuster erkennen, die eine ausgewogene Koordination stören oder die freie Atmung behindern. Ihr Feedback kann ein Muster verdeutlichen, das Ihnen zu vertraut ist, um es selbst zu spüren. Die neue Ausrichtung wird durch mentale Anweisungen für den Körper angeregt und durch Berührung erfahrbar gemacht. So lädt die Alexander-Technik-Lehrerin z. B. eine „unbewohnte" Region im Rücken ein, sich zu lösen und zu weiten und sich harmonisch mit dem restlichen Körper zu verbinden. Um ein gutes Gespür für Ihre Ausrichtung zu bekommen, begleitet sie Sie mit ihren Händen nicht nur in Ruhe, sondern auch während Sie sich bewegen. So führt sie Sie z. B. an Kopf und Rücken zu einem Stuhl und achtet dabei gemeinsam mit Ihnen darauf, dass sich der Nacken nicht unnötig verkürzt und der ganze Rumpf lang und weit bleiben kann. Oder sie bewegt Ihre Arme, damit Sie spüren, wie Sie mühelos und gelenkgerecht nach etwas greifen können.

In den folgenden Kapiteln finden Sie eine genaue Beschreibung der einzelnen Schritte, die Sie zu einer gelösten Ausrichtung und achtsamen Koordination Ihres Körpers führen. Dennoch ist es empfehlenswert, sich – am Anfang oder zur Auffrischung zwischendurch – zumindest für einige Stunden einen Alexander-Technik-Lehrer bzw. -Lehrerin zu suchen. Haben Sie einmal die praktische Erfahrung gemacht, ist es leichter, die Anweisungen mit der entsprechenden Körperwahrnehmung zu verbinden und mit Leben zu füllen.

Alexander-Technik-Lehrer befassen sich in den drei Jahren ihrer Ausbildung intensiv mit ihrem eigenen Selbstgebrauch und lernen dabei, ihren Körper und insbesondere ihre Hände möglichst frei von Enge und Spannung einzusetzen. Dies ist der Grund, warum viele Menschen den „Alexander-Touch" als so angenehm und freilassend empfinden.

Um Ihr eigenes Körpergespür zu testen, probieren Sie Folgendes aus:

> **Übung:** Die Selbstwahrnehmung testen
> Stehen Sie für einen Moment auf und schließen Sie dann Ihre Augen … Nun versuchen Sie, Ihre Füße in einer bequemen Position symmetrisch zueinander auszurichten … Dann öffnen Sie Ihre Augen und schauen sich Ihre Füße an. Zeigen beide in die gleiche Richtung? Steht ein Fuß weiter vorne als der andere? Oder haben Sie einen Volltreffer gelandet und beide Füße stehen exakt gleich nebeneinander? Dann können Sie sich zu einem guten Gespür für Ihre Fußstellung beglückwünschen!

Manche Menschen können ihren Körper und feine innere Vorgänge, wie z. B. den Atem oder Pulsschlag, sehr gut wahrnehmen, anderen Menschen fällt das eher schwer. Dennoch haben wir alle grundsätzlich die Möglichkeit, unsere Selbstwahrnehmung zu verbessern, sofern es keine funktionellen Einschränkungen gibt. Die Alexander-Technik ermöglicht Ihnen, sich zunehmend feiner und differenzierter wahrzunehmen und ein besseres Gespür für die eigene Balance und Koordination zu entwickeln – und auch dafür, wo Sie sie stören und beeinträchtigen. Dabei wird in erster Linie die Tiefen- und Oberflächensensibilität des Körpers geschult und der Sehsinn unterstützend hinzugenommen. Aber auch das Gehör sowie die Organwahrnehmung sind für die Alexander-Technik bedeutsam. Einige Menschen sagen, dass sie nach dem Alexander-Unterricht beispielsweise Farben und Formen intensiver und klarer sehen können und sich ihr Blickfeld insgesamt erweitert hat. Die folgenden Sinne sind für die Selbstwahrnehmung besonders relevant:

Bewegungssinn, Kraftsinn, Stellungssinn. Mittels Rezeptoren in unseren Gelenken, Muskeln und Sehnen erfahren wir, wo sich unser Körper im Raum befindet, wie wir die einzelnen Körperteile zueinander bewegen, wie wir unsere Gelenke benutzen und wie viel Spannung und Kraft damit verbunden ist.

Berührungssinn. Die Haut enthält Tastkörperchen, die verschiedene Berührungsqualitäten und Temperaturunterschiede erkennen können. Anhand dieser Informationen geben sie Auskunft über die Beziehung zu unserer Umgebung und damit auch über uns selbst. So spüren wir beispielsweise über den Kontakt unserer Füße mit dem Boden, wie unser Gewicht verteilt ist oder in welcher Haltung und mit wie viel Druck unser Rücken sich gegen den Stuhl lehnt etc. Die Berührung durch einen Alexander-Technik-Lehrer kann Ihre dreidimensionale Körperwahrnehmung vertiefen.

Gleichgewichtssinn. Unser Gleichgewichtsorgan im Innenohr versorgt uns mit der Information, wie der Körper im Raum orientiert ist, und unterstützt ganz wesentlich unsere Balance.

Sehsinn. Dank unserer Augen können wir sowohl die Welt um uns herum wahrnehmen als auch uns selbst im Spiegel beobachten. Wir bekommen so einen äußeren Eindruck davon, wie wir stehen, wie wir uns bewegen, wohin unser Atem fließt oder welchen Gesichtsausdruck wir gerade haben. Auch ein Blick auf Hände oder Füße gibt Aufschluss über uns selbst.

Hörsinn. Unsere Ohren bringen uns in Kontakt mit uns selbst und unserer Umgebung. So kann uns etwa ein Pfeifen im Ohr, der Klang unserer Stimme oder der Flöte, die wir gerade spielen, Rückmeldung darüber geben, wie wir unseren Körper gerade einsetzen. Wir hören die Worte eines anderen Menschen und können uns über die Geräusche aus unserer Umgebung orientieren.

Organwahrnehmung. Sie ermöglicht uns zu spüren, wie unser Herz schlägt und das Blut durch unseren Körper pulsiert. Wir können merken, wenn der Magen drückt oder sich der Darm entspannt und der Bauch gurgelt.

Die psychischen Funktionen wahrnehmen

Wir können aber nicht nur unsere Körperwahrnehmung verfeinern, sondern auch unsere psychischen Funktionen genauer beobachten. So wie es bei Bewegungen gewohnte Muster gibt, so folgen auch die Wahrnehmung, das Denken, Fühlen und Wollen bestimmten Gewohnheiten. Diese Muster formen unsere Persönlichkeit und navigieren uns durchs Leben. Wir können uns fragen, ob sie hilfreich oder eher hinderlich sind. Ermöglichen sie uns, stabil und frei zu sein und auf Ereignisse angemessen zu reagieren? Oder schränken sie uns ein und verhindern, dass wir uns wohlfühlen und zufrieden sind?

Welche Wahrnehmungsgewohnheiten haben wir? Was nehmen wir z. B. wahr, wenn jemand zu uns spricht? Ist es der Gesichtsausdruck, der Klang der Worte, der konkrete Inhalt? Was entgeht uns? Heften wir an jede Beobachtung viele Gedanken und Kommentare, die uns forttragen, oder sind wir offen und präsent?

Aber auch die Art, wie wir mit Gefühlen oder Wünschen umgehen, können wir aus der Perspektive des Beobachters erforschen. Verlieren Sie sich gerne in endlosen

Gedankenschlaufen oder ist die Art Ihres Denkens konstruktiv und gut verbunden mit dem, was Sie wahrnehmen, fühlen und sich wünschen? Die Art und Weise, wie wir unsere psychischen Funktionen handhaben, kann unser gesamtes Wohlergehen beeinflussen und sich auf unseren Körper oder den Atem auswirken.

Die Qualität unserer Aufmerksamkeit

Etwas aufmerksam wahrzunehmen ist an sich schon der erste Schritt zur Veränderung. Hört uns jemand z. B. für eine Weile ganz aufmerksam zu, ohne zu kommentieren oder voreilige Ratschläge zu erteilen, empfinden wir das in der Regel als sehr wohltuend und beginnen, uns selbst besser zu verstehen. Es entsteht Raum, in dem wir uns entfalten können. Auf diese Weise können wir auch mit unserem Körper und uns selbst als Ganzes in Kontakt sein. Einfach da sein, uns wohlwollend und in Ruhe beobachten.

Doch oft reagieren wir ganz schnell auf das, was wir an uns wahrnehmen. Wir antworten mit einer Bewegung, indem wir beispielsweise versuchen eine vorgezogene Schulter zurückzuschieben. Oder wir kommentieren etwas abwertend, weil es uns nicht gefällt. Beides erzeugt in der Regel zusätzliche Spannung und hält uns davon ab, genauer hinzuschauen, um eine geeignete Antwort zu finden. Das Prinzip des Innehaltens zieht sich in der Alexander-Technik wie ein roter Faden durch alle Phasen eines Veränderungsprozesses.

Gelingt es Ihnen, ein wenig inneren Abstand zu gewinnen und auch dann akzeptierend und wohlwollend zu sein, wenn Sie etwas als ungünstig einschätzen, sind Sie auf gutem Weg, in einen echten Kontakt mit sich selbst, mit Ihren Stärken und Schwächen, zu kommen. Denn ungünstige Muster entwickelt jeder Mensch im Laufe seines Lebens – oft ohne es zu merken. Entscheidend ist, wie Sie damit umgehen, wenn Sie auf sie aufmerksam werden.

wichtig

In der Alexander-Technik wird diese innere Haltung der Aufmerksamkeit – egal ob wir still sind oder körperlich aktiv – auch als „nicht tun" oder „non-doing" bezeichnet. Im Gegensatz zum unbedachten, zielfixierten Verhalten, das in der Alexander-Sprache als „tun" oder „doing" bezeichnet wird.

Auf diese Weise möchte ich Sie auf eine Entdeckungsreise zu sich selbst einladen. Eine, die nicht von der Erwartung überschattet ist, dass etwas von heute auf morgen passieren muss, sondern Raum lässt für eine schrittweise Veränderung (die im Übrigen auch manchmal überraschend schnell gehen kann). In den folgenden Übungen geht es darum, eine Art der Aufmerksamkeit zu entwickeln, die Ihnen erlaubt, sich in aller Ruhe wahrzunehmen und gleichzeitig so offen und gelassen wie möglich mit dem umzugehen, was Sie sehen oder spüren. So können Sie sich länger in Ruhe beobachten und Ihre Wahrnehmung vertiefen und verfeinern. Über den Blick in den Spiegel und den Kontakt zur

Wand bekommen Sie Rückmeldung von „außen" und können darüber Ihre Selbsteinschätzung verbessern. Versuchen Sie, alle Bewertungen und Kommentare in sich stiller werden zu lassen und dem Drang, sofort etwas zu korrigieren, nicht gleich nachzugeben. Und lassen Sie sich zwischen den einzelnen Schritten genug Zeit, sich zu spüren.

Übung vor dem Spiegel: Vorderansicht

Stellen oder setzen Sie sich frontal vor einen großen Spiegel, aber schließen Sie zunächst Ihre Augen. Nehmen Sie sich ein paar Minuten Zeit, Ihren Körper zu spüren. Wandern Sie dabei mit Ihrem inneren Auge von den Füßen bis hoch zum Kopf und nehmen Sie ganz aufmerksam alles wahr. Wie stehen Ihre Füße auf dem Boden … wie viel Gewicht ist vorne auf den Ballen und hinten auf den Fersen … links und rechts auf den Füßen? … Wie halten Sie Ihre Beine, sind sie angespannt oder gelöst? … Wie nehmen Sie Ihre Gelenke wahr, offen oder gehalten? … Wie spüren Sie Ihren Bauch … Ihr Becken? Fließt der Atem bis dorthin? … Wandern Sie weiter durch den Rumpf nach oben zum Brustkorb. Wie empfinden Sie Ihren gesamten Innenraum im Rumpf? … Wohin fließt Ihr Atem? … Wie spüren Sie Ihren Rücken, ist er leicht oder angestrengt? … Wie spüren Sie Ihren Nacken- und Schulterbereich? … Wie balanciert Ihr Kopf … wie nehmen Sie Ihre Kiefergelenke wahr? … Ihre Gesichtsmuskeln? … Wie spüren Sie Ihre Arme und Hände? … Wie nehmen Sie sich als Ganzes wahr, fühlen Sie sich verbunden oder gibt es Stellen, die gehalten sind und unverbunden?

Bleiben Sie weiterhin wohlwollend und forschend, wenn Sie nun Ihre Augen öffnen. Schauen Sie sich jetzt in aller Ruhe im Spiegel an – nehmen Sie innerlich etwas Abstand. Erlauben Sie sich, auf das was Sie sehen, nicht sofort zu reagieren. Ist das, was Sie nun sehen, auch das, was Sie gerade eben gespürt haben? … Betrachten Sie sich ganz genau, mit der gleichen ruhigen Aufmerksamkeit. Wandern Sie wieder von Fuß bis Kopf durch Ihren Körper. Wie stehen Ihre Füße auf dem Boden? … Was sehen Sie, wenn Sie Ihre Beine, Hüften, Rumpf, Schultern, Arme usw. betrachten? … Wie balanciert der Kopf … Wie ist Ihr Gesichtsausdruck … Wo können Sie Ihren Atem sehen? … Wenn Sie möchten, können Sie zwischendurch die Augen immer wieder schließen und nachspüren, dann wieder öffnen. Lassen Sie alles mit größtmöglicher Gelassenheit auf sich wirken.

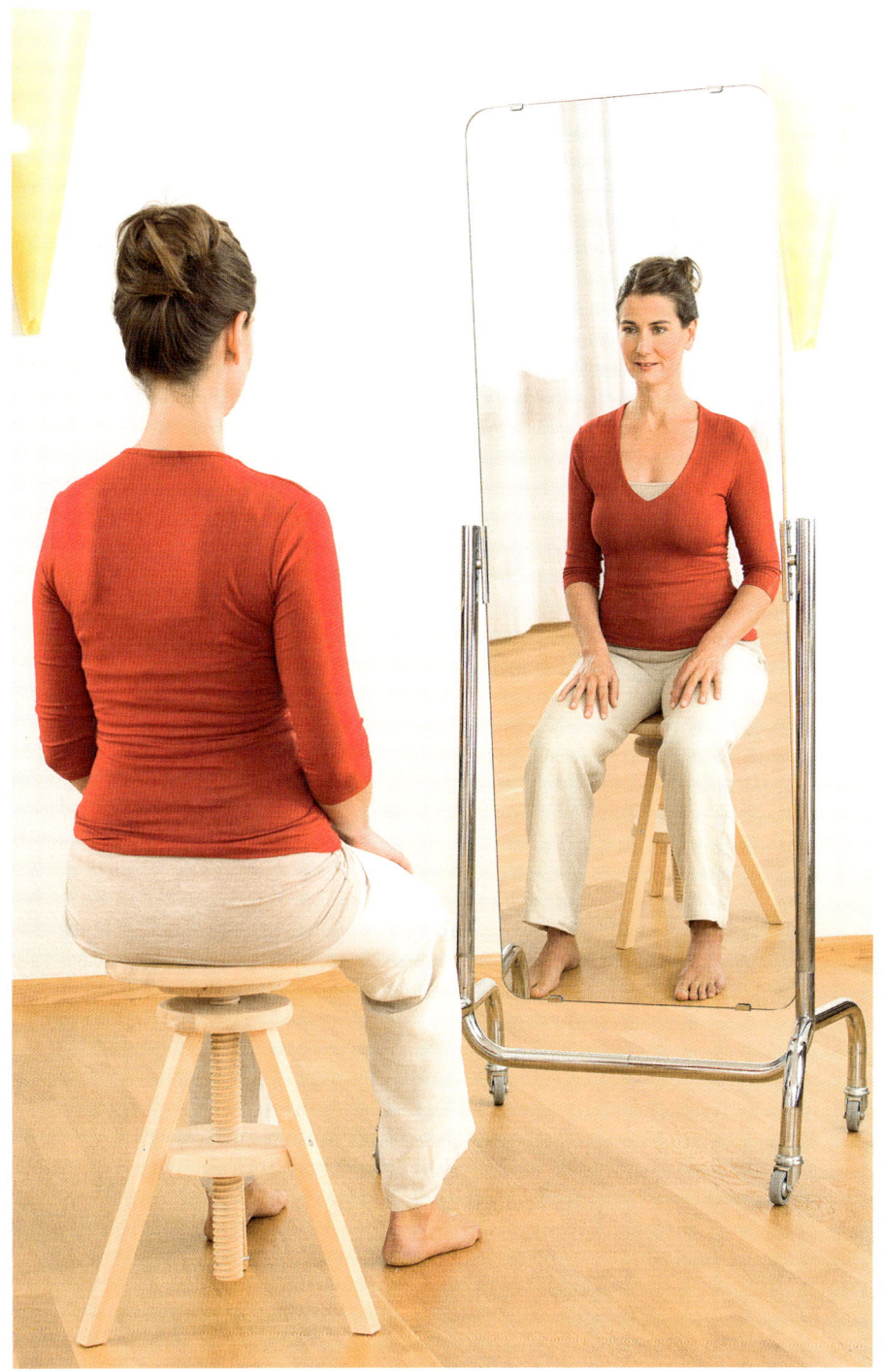

Übung vor dem Spiegel: Seitenansicht

Stellen oder setzen Sie sich seitlich vor einen großen Spiegel. Schauen Sie zunächst noch nicht hinein, sondern nehmen Sie sich Zeit, wie in der vorherigen Übung Ihren Körper von den Füßen bis zum Kopf wahrzunehmen. Spüren Sie den Bodenkontakt … Ihre Füße und Zehen … Ihre Beine … Ihr Becken … den ganzen Rumpf. Wandern Sie weiter nach oben: Brustkorb … Schultern … Arme … Hände … Hals … Kopf … Ihre gesamte Balance. Wie nehmen Sie Ihren Atem wahr? Sammeln Sie alle Eindrücke, ohne sie vorschnell zu bewerten oder etwas verändern zu müssen.

Nach einer Weile drehen Sie Ihren Kopf zum Spiegel und schauen sich in aller Ruhe an – wiederum von den Füßen bis zum Kopf. Nehmen Sie dabei einen wohlwollenden inneren Abstand ein, lassen Sie Ihren Blick forschend schweifen. Wie balancieren die einzelnen Körperteile übereinander? … Wo nehmen Sie Abweichungen wahr? … Was fällt Ihnen ins Auge? … Sie können spielerisch immer wieder zwischen Innen- und Außenwahrnehmung hin- und hergehen – den Blick vom Spiegel abwenden und sich spüren, dann wieder hineinschauen und sich von außen beobachten.

Wenn Sie mögen, können Sie einen kleinen Schritt weiter gehen und eine gedachte Linie von Ihrem Scheitelpunkt zum Ohr, zum Schultergelenk, zum Hüftgelenk und – wenn Sie stehen – weiter zum Kniegelenk und zum Sprunggelenk ziehen. Lassen Sie die Linie nach oben und unten über Ihren Körper hinauswachsen. Wenn Sie sitzen, können Sie sich durch Ober-, Unterschenkel und Fuß eine Achse denken. Lassen Sie Ihren Atem weiterfließen, während Sie im Kontakt mit der Achse bleiben und Ihren Körper dabei betrachten. Drehen Sie Ihren Kopf dabei so zum Spiegel, dass er in der Achse bleibt. Wenn feine ausgleichende Bewegungen um die Mittellinie entstehen wollen, lassen Sie sie gerne zu.

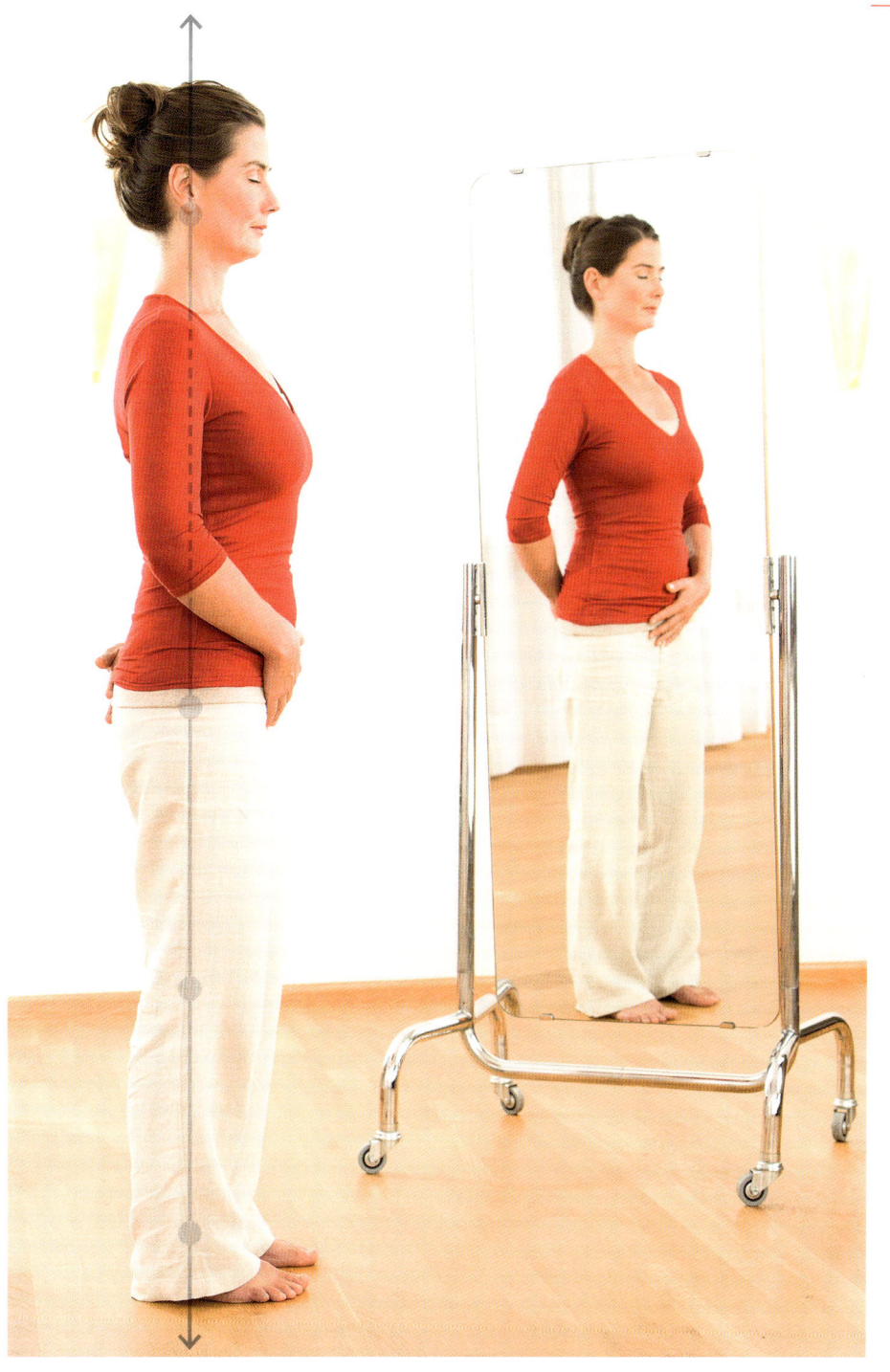

Übung an der Wand: Rückhalt im Alltag finden

Stellen Sie sich mit dem Rücken ganz nah vor eine Wand, jedoch zunächst ohne sie zu berühren. Nehmen Sie Ihren gesamten Körper wahr ... von den Füßen über die Beine und das Becken nach oben, weiter durch Rumpf, Hals und Kopf ... Wie spüren Sie Ihr Lot, die linke und rechte Körperhälfte sowie die Schultern und Arme? Wie schätzen Sie im Moment das Verhältnis zwischen Brustkorb und Becken ein? Sind sie gut übereinander balanciert?

Dann lassen Sie Ihren Rücken sehr langsam – millimeterweise – in Kontakt mit der Wand kommen. Spüren Sie dabei genau, welche Körperstellen als Erstes die Wand berühren, welche als Zweites und so weiter ... War es so, wie Sie es auch zuvor eingeschätzt haben? Oder waren Sie überrascht?

Bleiben Sie noch ein wenig an der Wand, und sammeln Sie möglichst gelassen alle Eindrücke, ohne sich gegen die Wand zu drücken oder etwas zu korrigieren. Wie spüren Sie Ihren Körper und Ihren Atem im Kontakt zur Wand? Stellen Sie Ihre Antennen auf ganz feinen Empfang ... Nehmen Sie auch die Hohlräume sehr aufmerksam wahr ... Dann können Sie die Knie ein wenig beugen und mit Ihrem gesamten Rücken an der Wand entlang nach unten gleiten. Gehen Sie dabei nur so tief, wie es Ihnen angenehm ist. Kommen Sie mehr und mehr im Kontakt mit der Wand an. So kann sich auch Ihr Lendenbereich etwas lösen. Wenn Sie wieder nach oben kommen, nutzen Sie den Widerstand der Wand, um Ihren unteren Rücken zu längen.

Stehen Sie nun wieder in Ihrer vollen Länge. Sie können noch etwas verweilen und in die Klarheit der Wand eintauchen. Dann gehen Sie ein paar Schritte durch den Raum ... Wie empfinden Sie nun Ihre Aufrichtung? Auf der CD finden Sie eine ausführliche Variante dieser Übung.

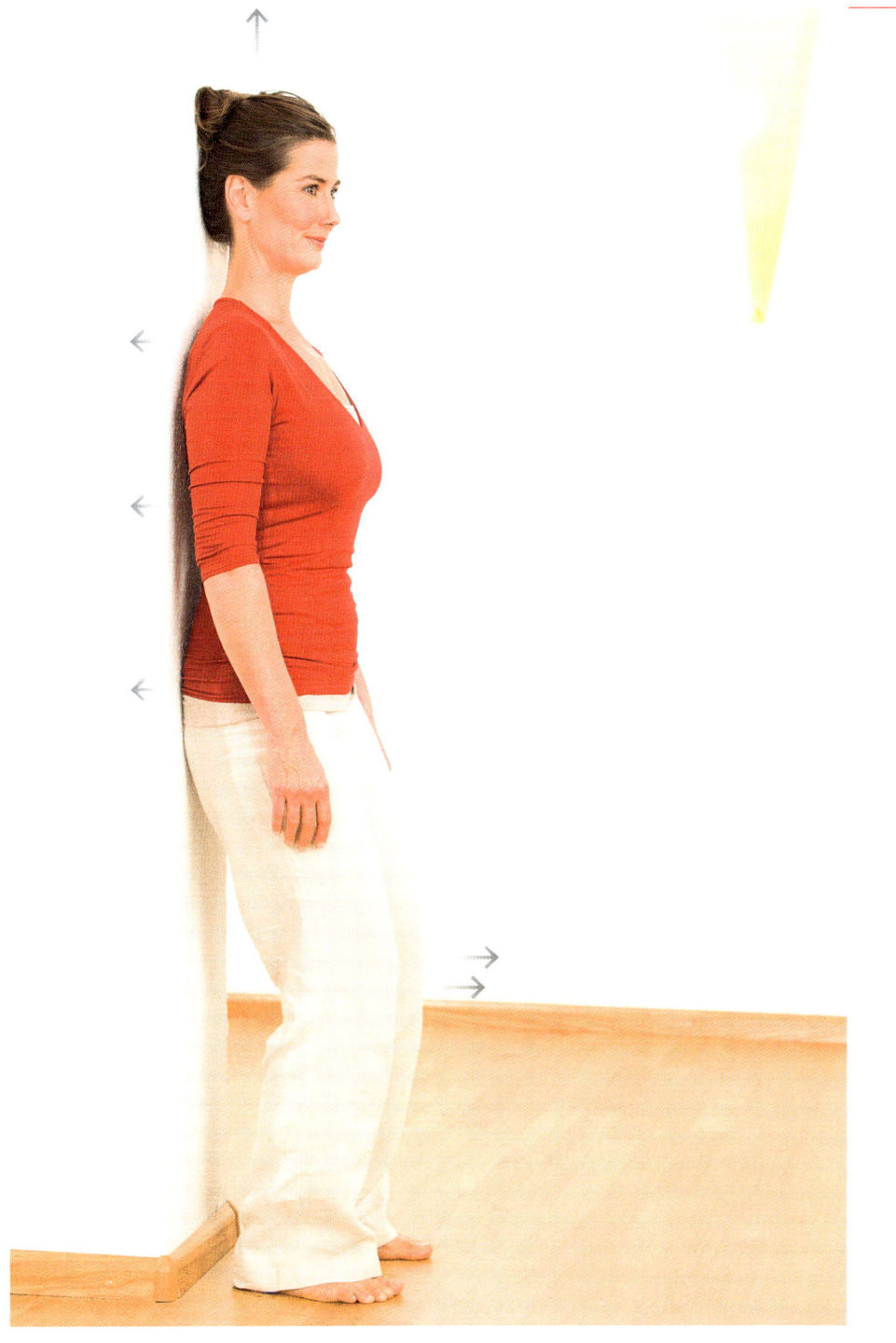

2. Innehalten – das konstruktive Nein

Eine ungünstige Aktivität zu erkennen und die Entscheidung, sich neu auszurichten, reichen alleine noch nicht aus, um eine nachhaltige Veränderung zu bewirken. Es braucht wiederholtes Einüben des neuen Musters, damit dieses an Kraft gewinnt. Wie bei allen Lernprozessen gleicht das Neue zunächst einer Wiese mit ersten Fußspuren. Es dauert eine Weile bis der Weg schließlich breiter und vertrauter wird und sich allmählich zu einer gut befahrenen Straße entwickelt. Vielleicht erinnern Sie sich noch an die Zeit, als Sie Ihren Führerschein machten oder erste Tanzschritte lernten, da brauchten Sie vermutlich zunächst all Ihre Konzentration, um die ungewohnten Abläufe einzuüben. Heute schalten Sie wahrscheinlich ohne darüber nachzudenken, und kennen manchen Tanzschritt wie im Schlaf.

Das heißt also, dass auf neuronaler Ebene eine Bahnung erfolgen muss, damit aus einer neuen Möglichkeit eine sichere Alternative werden kann. Geschieht dies nicht, wird unser Körpersystem einer eingefahrenen, etablierten Bahn – einem häufig begangenen neuronalen Weg – den Vortritt lassen (Seite 16). Die beiden Mittel der Alexander-Technik, um Einfluss auf ungünstige Gewohnheiten zu nehmen und sie zu regulieren, sind Innehalten und Anweisungen geben. Auf der Ebene des Nervensystems entspricht das Innehalten dem Hemmen und Anweisungen geben dem Erregen von nervalen Impulsen. Die Anweisungen lernen Sie ab Seite 34 kennen.

Alle Veränderungen beruhen – in der Sprache der Neurowissenschaft gesprochen – auf der Veränderung sogenannter synaptischer Übertragungsbereitschaften. Damit ist die Bereitschaft gemeint, mit der die Nervenzellen Informationen untereinander weitergeben. Diese können wir durch Bahnung (also Wiederholung) verstärken, durch Nichtbenutzung (z. B. Vergessen) schwächen – oder auch ganz bewusst aktiv hemmen (also innehalten).

Bahnung kann somit als Grundprinzip jeder Veränderung durch Lernen angesehen werden. Alles, was wir vertiefen möchten, müssen wir also möglichst oft hervorrufen und möglichst lange aufrechterhalten. F. M. Alexander hat damit bereits vor 100 Jahren etwas entdeckt, was heute in der Lernforschung und Veränderungspsychologie von großer Bedeutung ist. Die von ihm entdeckten Mittel erlauben und fördern genau diesen bewussten Vorgang der neuronalen Bahnung. F. M. Alexander sagte: „Veränderung bedeutet, eine Aktivität gegen die Gewohnheiten des Lebens zu entwickeln."

Das Ziel vorübergehend loslassen

Möchten wir uns von einer ungünstigen Gewohnheit verabschieden, ist ein erster wichtiger Schritt, dass es uns gelingt, sie nicht weiterhin zu wiederholen. Das dafür entsprechende Werkzeug der Alexander-Technik ist das Innehalten: Wir halten

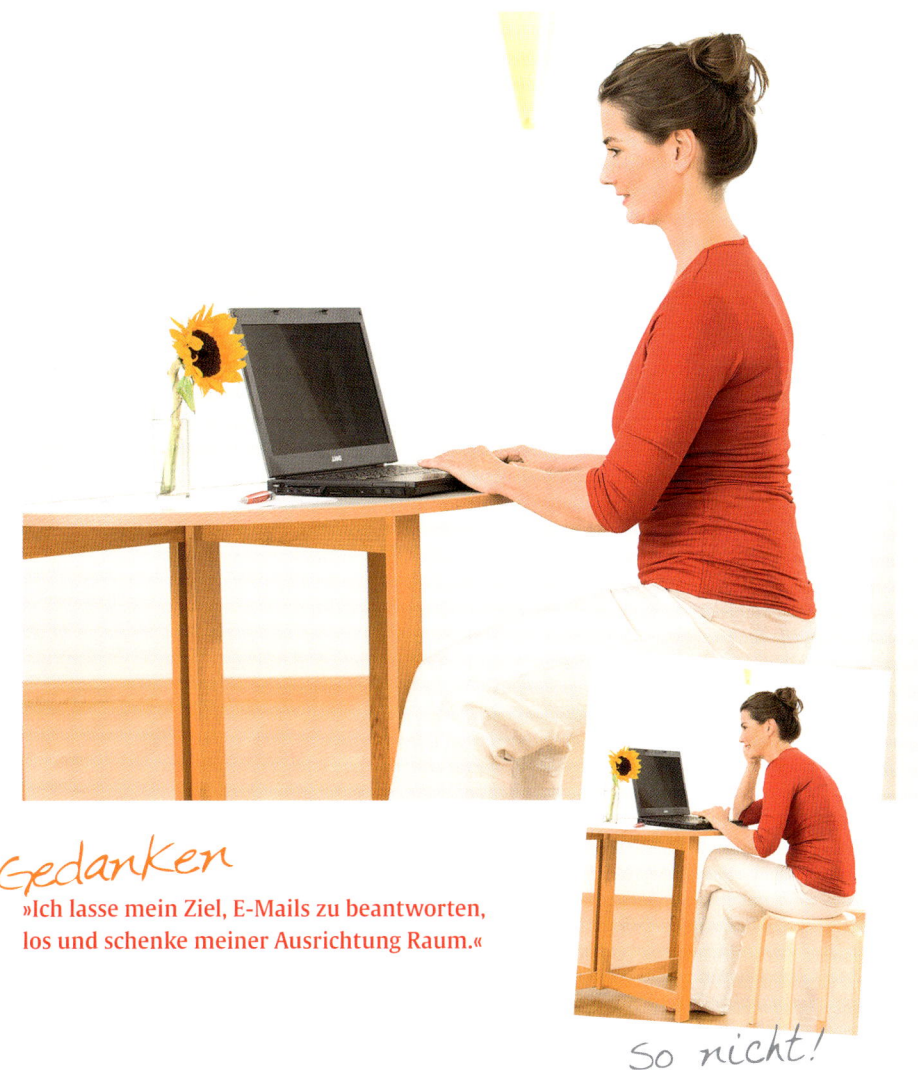

Gedanken
»Ich lasse mein Ziel, E-Mails zu beantworten, los und schenke meiner Ausrichtung Raum.«

So nicht!

inne, um nicht auf gewohnte Weise zu reagieren, und kreieren damit Raum für neue Pfade. So kann es uns gelingen, eingefahrene Muster anzuhalten, die uns belasten, unsere individuellen Entfaltungsmöglichkeiten einengen oder unsere gesunden Körperfunktionen beeinträchtigen – ein freundliches, aber bestimmtes „Stopp", um einen alternativen Weg für sich zu wählen.

Moderne Methoden der Medizin und der Neurowissenschaften wie die Magnetresonanztomographie haben gezeigt, dass allein schon der Gedanke an eine Handlung, z. B. einen Arm anzuheben, ein komplexes neuromuskuläres Muster in unserem Gehirn auslöst. Dies ist das sogenannte Bereitschaftspotenzial – es entsteht, noch bevor wir den Arm tatsächlich bewegen.

Möchten Sie einem eingespielten Bewegungsprogramm nicht mehr folgen, z. B. weil Sie beim Beantworten der E-Mails den Nacken anspannen und die Schultern nach vorne ziehen, müssen Sie daher bereits die Absicht, die E-Mail zu beantworten, loslassen. Erst wenn Sie das Ziel für einen Moment beiseitestellen, können Sie dem „Wie" Ihre volle Aufmerksamkeit schenken. Das heißt, Sie geben sich die Gelegenheit zu überlegen, wie Sie sich z. B. körperfreundlicher koordinieren können oder mit welcher inneren Einstellung Sie an die Arbeit herangehen möchten.

wichtig
Das Prinzip des Innehaltens ist mit der Fähigkeit verbunden, das Ziel, mit dem das ungünstige Muster verknüpft ist, vorübergehend ganz beiseitezustellen.

Indem wir bewusst Abstand nehmen vom Altvertrauten, kreieren wir Freiraum für eine neue Ausrichtung. Es ist ein konstruktives „Nein", das einhergeht mit einer ganz aktiven inneren Haltung. Wenn wir innehalten, kann sich auch die Wahrnehmung für uns selbst und unsere Umgebung weiten. Wir werden präsenter und kommen in Kontakt mit unserem Körper, unseren Gefühlen, Bedürfnissen und Wünschen – wir merken, dass wir als ganzer Mensch da sind. Das Innehalten gibt uns Raum durchzuatmen, die gesamte Situation neu einzuschätzen und uns für eine neue Richtung zu entscheiden: zum Wohl unseres Körpers, zum Wohl unseres gesamten Befindens und nicht selten auch zum Wohl unserer Umwelt.

Ausgetretene, vertraute Pfade zu verlassen ist nicht immer leicht. Schließlich begleiten uns die Muster, denen unsere Bewegungen folgen, die Haltung, die uns zu eigen ist sowie die Reaktionen, die uns vertraut sind, manchmal schon über Monate, Jahre oder gar Jahrzehnte. Der Macht der Gewohnheit nicht nachzugeben, braucht innere Entschlusskraft und Ausdauer. Wenn wir merken, dass wir unversehens wieder einmal in der „alten Spur" gelandet sind, ist eine großzügige Portion Güte und Geduld sehr angemessen.

Aus diesem Grund ist es anfangs auch hilfreich, das Innehalten in einem Umfeld zu üben, das Ihnen einen gewissen Spielraum lässt. So können Sie sich zu Hause kleine Innehalte-Inseln schaffen, z. B. bevor Sie auf das klingelnde Telefon reagieren, Ihre E-Mails beantworten oder zu essen beginnen. Sie können sich auch einen Ort in der Wohnung oder bei der Arbeit suchen, der Sie immer wieder daran erinnert, innezuhalten, z. B. eine Türschwelle, einen Treppenabsatz oder einen Spiegel. Einen Ort, an dem Sie die Fixierung auf Ihre „To-do's" bewusst loslassen und Ihre Aufmerksamkeit weiten.

So kann das Innehalten an sich zu einer guten Gewohnheit werden. Denn: Sind wir darauf aus, unsere Ziele schnell zu erreichen, benutzen wir in der Regel den Autopiloten in uns. Und das ist auch wunderbar – solange der Autopilot angemessen reagiert. Die folgenden Übungen laden Sie ein, in Ihrem Alltag innezuhalten und Raum zu schaffen, um Reaktionsmuster, die Sie verändern möchten, anzuhalten.

Übung: Innehalten – die Zielfixierung loslassen

Wählen Sie einen ganz bestimmten Ort in Ihrer Wohnung, auf dem Weg zur Arbeit oder direkt an Ihrem Arbeitsplatz aus. Nehmen Sie sich vor, dort innezuhalten und für drei Atemzüge oder auch länger zu verweilen. Richten Sie dabei Ihre Aufmerksamkeit auf sich selbst und auf Ihre gesamte Umgebung. Spüren Sie Ihren Körper ... Ihren Atem ... den Raum um sich herum. Genießen Sie die Freiheit, Ihr Ziel für einen Moment ganz und gar loszulassen Dann können Sie sich neu entscheiden: „Möchte ich mein Ziel weiter verfolgen? Wenn ja, welche Qualität ist mir dabei wichtig? Oder möchte ich meine Richtung ändern und etwas ganz anderes tun?" Egal wie Sie sich entscheiden, eilen Sie nicht in Gedanken voraus. Bleiben Sie weiterhin aufmerksam und achten Sie wohlwollend auf sich selbst.

Übung: Innehalten – Reaktionsmuster anhalten

Wählen Sie ein Reaktionsmuster aus Ihrem Alltag, das Sie gerne verändern möchten. Das kann z. B. Ihre Reaktion auf einen Kommentar Ihres Chefs oder Partners sein oder auf Ihre Kinder, wenn sie sich gerade streiten, oder die Angewohnheit, in kreisende Gedankenschlaufen zu versinken. Wenn Sie sich für eine Situation entschieden haben, schauen Sie sich in der Vorstellung Ihre gewohnte Reaktion an. Versuchen Sie dabei, wohlwollend und aufmerksam zu sein ...

Dann stellen Sie sich vor, wie Sie innehalten und Raum entstehen lassen zwischen dem Auslöser und Ihrer Reaktion ... Gehen Sie ganz in Kontakt mit sich selbst und genießen Sie die Freiheit, nicht sofort auf gewohnte Weise reagieren zu müssen ... Vielleicht kommt Ihnen eine Idee, ein Wunsch, wie Sie anders mit der Situation umgehen möchten ... vielleicht auch nicht ... Dann genießen Sie es einfach, weiterhin wach mit sich in Kontakt zu sein.

Wann immer Sie nun tatsächlich dieser Situation begegnen, üben Sie, innezuhalten. Setzen Sie Ihrer automatischen Reaktion ein kräftiges und doch gelassenes inneres „Stopp" entgegen. Erlauben Sie sich, klar und offen zu sein – im Kontakt mit sich selbst und mit ihrer Umgebung. Nehmen Sie alles aufmerksam wahr und genießen die Möglichkeit, eine neue Wahl treffen zu können.

Gedanken

- „Ich lasse mein Ziel/meine Absicht los."
- „Ich stoppe meine automatische Reaktion."
- „Ich lasse Raum zwischen mir und ..."

3. Ausrichtung durch mentale Impulse

Gelingt es uns innezuhalten, haben wir die Chance, die Weichen neu zu stellen – für eine innere und äußere Ausrichtung, die uns mehr Freiheit und Integrität schenkt. Ungünstiges zu stoppen (Innehalten) und Günstiges zu fördern (Anweisungen geben) sind in der Alexander-Technik wie die zwei Seiten einer Medaille. Diese beiden Vorgänge gehören zusammen und wirken ineinander.

Die neue Ausrichtung wird in Form von Gedanken und anschaulichen Vorstellungen initiiert. Es sind Botschaften, die wir laut oder leise, als Worte oder Bilder an uns selbst richten. So können wir z. B. unserem Nacken wünschen, „lang und gelöst zu sein", wenn wir am PC sitzen. Oder uns darauf ausrichten, „offen und stabil in uns zu ruhen", wenn uns jemand kritisiert. Über das Nervensystem weitergeleitet, führen diese „Regieanweisungen" zu feinen neuromuskulären Veränderungen und bilden die Basis, um gewünschte Bewegungs- oder Reaktionsweisen zu bahnen.

wichtig

Da die Ausrichtung zunächst gedacht wird, vermeiden Sie ein rein mechanisches oder automatisches Korrigieren. Formulierungen wie „Ich lasse" oder „Ich erlaube" unterstützen Sie dabei, die Anweisungen nicht physisch auszuführen.

Die Gedanken setzen innere Prozesse in Gang, die auf einer subtilen Ebene wirksam und mit der Zeit immer spürbarer werden. Als eine Art ordnende, fließende Kraft bewirken sie eine Feinabstimmung und Tonisierung des gesamten Organismus. Die „klassischen" Anweisungen der Alexander-Technik werden vom Bewusstsein an den Körper adressiert und wirken sich darüber auf die Atmung und indirekt auf das Empfinden, Fühlen, Denken und die eigene Wahrnehmung aus. Sie können die Prinzipien des Innehaltens und Neuausrichtens jedoch auch direkt, wie auf Seite 34 beschrieben, auf Ihre Art zu denken, wahrzunehmen, zu fühlen, zu wollen anwenden – und erleben, wie das wiederum dem Körper zugutekommt.

Anweisungen für den Körper

Die mentalen Anweisungen für den Körper orientieren sich an den anatomischen Gegebenheiten und unterstützen uns, ihn seiner Natur gemäß, also funktionsgerecht und harmonisch, zu bewegen. Sie regen an, den Körper im Raum auszurichten und zu entfalten und Bewegungen optimal zu koordinieren.

Sie sorgen dafür, dass wir unsere Gelenke nicht unnötig belasten oder abnutzen, sondern ihre Spielräume je nach individuellen Möglichkeiten ausschöpfen und den Druck, der auf sie wirkt, optimal zu verteilen. Die Muskeln werden dabei eingeladen, nur so viel Kraft aufzuwenden, wie sie für eine Aktivität brauchen. Die Anweisungen helfen Ihnen, einen angemessenen Muskeltonus zu finden. Spannen wir unsere Muskeln übermäßig an, behindern wir die feinen Balancebewegungen, die nötig sind, um Stellungsänderungen auszugleichen. Gleichzeitig vergrößern sich die Bewegungen. Ist der Muskeleinsatz jedoch zu niedrig, verzögern sich diese Gleichgewichtsreaktionen. Wir sind weniger stabil und belasten dadurch die passiven Strukturen unseres Bewegungssystems, wie z. B. die Bänder und Bandscheiben.

Anweisungen für den psychischen Raum

Alexander selbst formulierte die Anweisungen nur auf den Körper bezogen und auch in der Alexander-Technik wird heute überwiegend mit den Anweisungen für einen guten Körpergebrauch gearbeitet. Dennoch können Sie die Prinzipien auch direkt auf die psychischen Aktivitäten anwenden, also auf die Art und Weise, wie Sie denken, fühlen, etwas wollen und wahrnehmen. Da ich in diesem Buch den Schwerpunkt auf den Körper lege, folgt an dieser Stelle nur ein kurzer Einblick in die Möglichkeiten.

Was wir uns wünschen oder wollen, ist eine wichtige Antriebskraft für unser Leben. Doch je nachdem, wie wir mit dieser motivierenden Kraft umgehen, kann sie uns guttun oder eher in ungute Spannung versetzen. Sei es, weil wir unsere Wünsche mit zu viel Anspannung verfolgen, oder aber zu defensiv mit ihnen umgehen und dann enttäuscht sind, wenn sie sich nicht

gleich realisieren lassen oder andere sie nicht wahrnehmen. Ähnlich wie bei der Muskulatur bedarf es einer guten Balance zwischen zu gespannt und zu locker. Wenn Sie beginnen, sich wach zu beobachten, können Sie vielleicht auch herausfinden, wie Sie auf psychischer Ebene mit sich umgehen. Auch darin können Sie sich mit den Schritten der Alexander-Techniken unterstützen. Das könnte am Beispiel des Wünschens so aussehen:

- **Wahrnehmen:** „Ich nehme meinen Wunsch nach … wahr."
- **Innehalten:** „Ich lasse mich frei sein: Ich fixiere mich nicht auf den Wunsch, aber ich ignoriere ihn auch nicht."
- **Ausrichtung:** „Ich gebe meinem Wunsch Raum/Ausdruck und ruhe dabei in meiner Mitte."

Wenn Sie dann aktiv werden möchten, sei es, dass Sie Ihre Wünsche selbst umsetzen oder sie anderen Menschen mitteilen, können Sie diese drei Schritte weiterhin begleiten. Ähnlich wie für den Körper können Sie also auch Qualitäten für den psychischen Selbstgebrauch formulieren, die Ihr Wohlergehen fördern.

Basics für ein gutes Gelingen

Wenn Sie die folgenden einfachen Grundsätze beherzigen, dann wirken die Anweisungen am besten.

Nicht tun, sondern geschehen lassen.
Achten Sie auf Ihre innere Haltung, wenn Sie sich die Anweisungen geben. Denn sie entfalten sich am besten, wenn Sie das an-

schauliche Denken an sich genießen, ihm Ihre ganze Aufmerksamkeitskraft schenken. Bleiben Sie gleichzeitig gelassen und innerlich frei in Bezug auf die Auswirkungen. Für die meisten von uns ist es eine große Herausforderung, darauf zu vertrauen, dass die Gedanken wirken, ohne etwas hinzufügen zu müssen. So kann es sein, dass Sie denken: „Ich lasse den Hals frei sein" und doch mehr oder minder subtil „nachhelfen", indem Sie den Nacken strecken oder bewegen. Erinnern Sie sich dann einfach daran, dass Sie Ihren Körper völlig in Ruhe lassen dürfen und die Anweisungen von sich aus wirksam werden. Vielleicht hilft Ihnen das Bild, dass Sie wohlwollender Beobachter sind oder dass Sie Ihrem Körper dabei zulächeln. Mit der Zeit werden Sie merken, wann ein Lösen „wie von allein" (nicht tun, non-doing) geschieht und wann Sie versuchen, etwas aktiv zu „machen".

Eine nach der anderen, alle miteinander. Reihen Sie eine Anweisung an die andere und verbinden Sie sie miteinander. So knüpfen Sie ein neuronales Netzwerk für Ihre Ausrichtung, schaffen also neue Bahnen im Gehirn. Ist sie einmal gut geübt und etabliert, reicht oft ein Gedanke, um das Gesamtmuster zu aktualisieren. Ein „Hals frei" kann dann den ganzen restlichen Körper an die Weite und Länge erinnern. Wenn Sie sich einmal detaillierter einem Körperteil widmen wollen, tun Sie das gerne. So kann sich Ihr Verständnis mehr und mehr vertiefen. Verbinden Sie sich jedoch immer wieder mit Ihrem gesamten Körper und dem Raum, der Sie umgibt.

Nicht aufs Spüren konzentrieren. Lassen Sie sich nicht entmutigen, wenn Sie die Auswirkung Ihrer Gedanken anfangs nicht so gut spüren können. Es braucht etwas Erfahrung und Ausdauer, bis die Körperwahrnehmung sich verfeinert. Lenken Sie Ihre Energie einfach weiterhin auf die Anweisungen, und fixieren Sie sich nicht zu sehr darauf, ob Sie etwas spüren können – zumal die Orientierung am Spüren Sie vor allem am Anfang aufgrund alter Gewohnheiten fehlleiten kann. Bleiben Sie innerlich frei, und lassen Sie sich überraschen. Vertrauen Sie darauf, dass das Denken wirkt und früher oder später auch spürbar wird.

Alles verbindet sich zu einem Ganzen. Achten Sie darauf, dass Sie nicht eine bestimmte Richtung oder Qualität überbetonen und dadurch Einseitigkeit kultivieren. Wenn Sie immer nur den Kopf nach oben denken, kann der sichere Bodenkontakt verlorengehen. Betonen Sie das Weiten und Lösen zu sehr, können Stabilität und Klarheit zu kurz kommen. Kehren Sie daher immer wieder zur Mitte zurück, und behalten Sie alle Pole im Blick.

Bewegung zulassen. Wenn Sie, während Sie sich ausrichten, das Bedürfnis verspüren, sich zu bewegen oder etwas an Ihrer Position zu verändern, fühlen Sie sich frei dies zu tun. Vielleicht gelingt es Ihnen ja bereits, kurz innezuhalten und sich Anweisungen zu geben, bevor Sie einem Bewegungsimpuls folgen.

Nicht aufs Ziel fixieren. Wenn Sie die Anweisungen für sich durchgegangen sind und sich dann bewegen oder entsprechend reagieren möchten, wird es spannend. Nun kommt der kritische Moment: Lockt Sie der Autopilot wieder in die alte Bahn oder gelingt es Ihnen, in Kontakt mit der gewünschten Ausrichtung zu bleiben und z. B. dem freien Hals den Vortritt zu lassen? Seien Sie ganz wach und stellen Sie sich vor, dass Ihr Bewusstsein wie mit einem hellen Scheinwerfer volles Licht auf die Anweisungen wirft – bevor und während Sie reagieren.

Dranbleiben. Wenn Sie sich bewegen oder sonstigen Aktivitäten nachgehen, lassen Sie die Anweisungen einfach mitlaufen. So können Sie die Richtungen und Qualitäten für den Körper aufrechterhalten oder immer wieder auffrischen.

WISSEN

Die Alexander-Technik auf einen Blick

Das Zusammenspiel von
- Körper (Haltung, Bewegung, organischen Funktionen)
- Atem (Energiefluss, feines Spüren)
- Psyche (Wahrnehmen, Denken, Fühlen, Wollen)

macht unseren ganzheitlichen täglichen Selbstgebrauch (Use of the Self) aus.

In 5 Schritten zu einem achtsamen Umgang mit sich selbst:

1. **Wahrnehmen und Erkennen ungünstiger Muster**
   z. B. Bewegungsmuster (Knie fallen beim Bücken nach innen), Denkgewohnheiten („das kann ich nicht"), emotionalen Reaktionsmuster (Angst vor der Prüfung), Absichten (das will ich jetzt noch schnell erledigen), die Anspannung verursachen, den Bewegungsfluss und die freie Atmung behindern und den Kontakt zu anderen Menschen beeinträchtigen

2. **Innehalten**
   Bewusstes Stoppen von unerwünschten Reaktionsmustern. Ein freundliches aber bestimmtes „Nein"

3. **Ausrichtung**
   Neubahnung durch mentale Anweisungen
   Gedanken, die die Körperkoordination harmonisieren, dem Atem/Energiefluss Raum geben und die psychischen Funktionen positiv regulieren

4. **Neue Wege gehen**
   Weiterhin innehalten und Anweisungen geben, um die neue Bewegung, das neue Verhalten einzuüben

5. **Neue „gute" Gewohnheit festigen**
   Dran bleiben mit Wohlwollen und Ausdauer bis die gewünschte Ausrichtung zu einer guten Gewohnheit geworden ist.

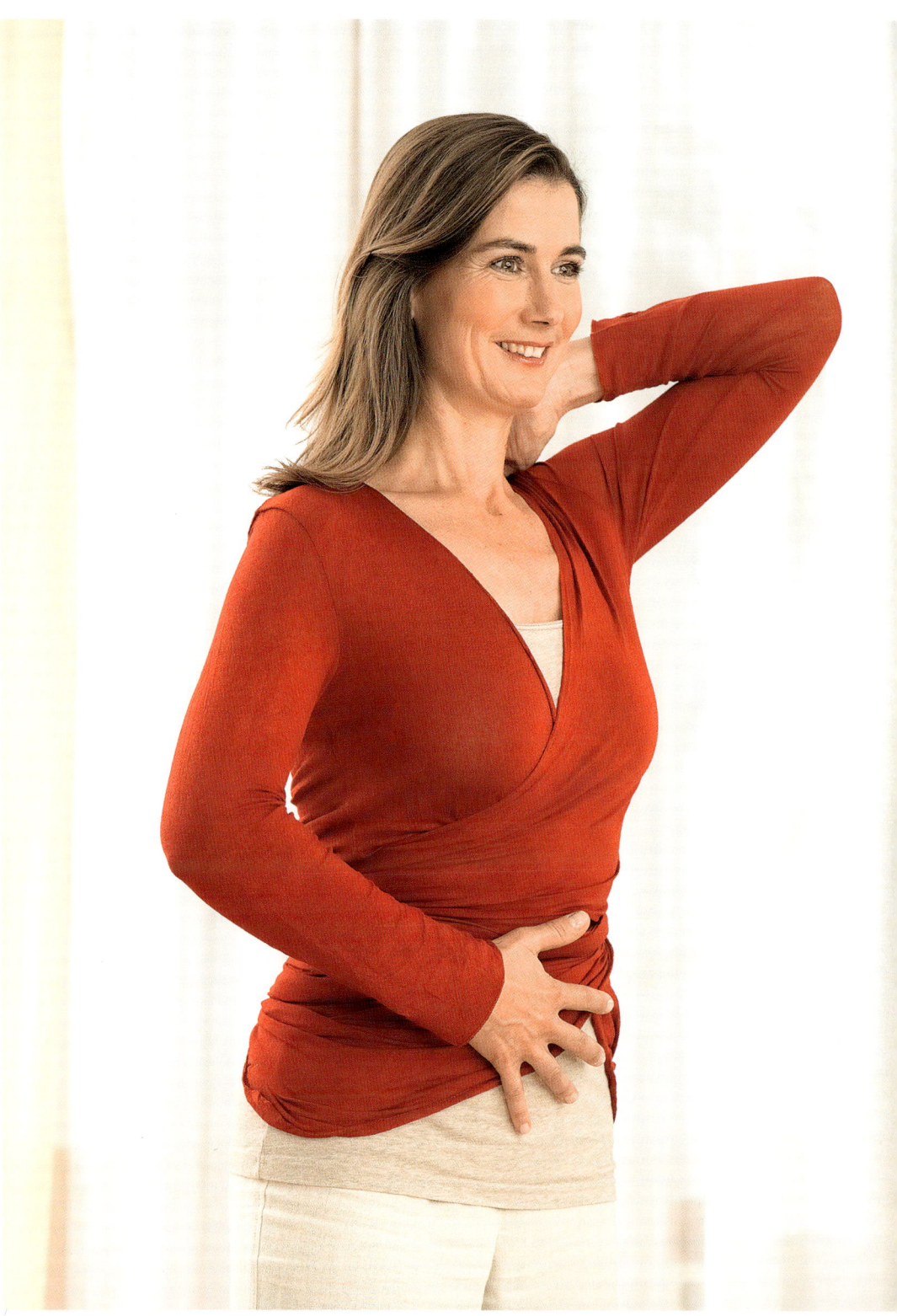

Schritt für Schritt zur neuen Körperbalance

Werden Sie achtsam für Ihren Körper. Entwickeln Sie ein Gespür für Ihre Anatomie und Ihre inneren Räume. Durchdenken Sie sich von Kopf bis Fuß mit klaren Richtungen und genießen Sie die Lebendigkeit, die durch diese bewusste Aufmerksamkeit entsteht.

Den Körper neu ausrichten

Die ausgewogene Koordination von Kopf, Hals und Rumpf spielt in der Alexander-Technik eine zentrale Rolle. Finden Sie über eine stabile und gelöste Körpermitte zu einer mühelosen Aufrichtung und koordinieren Sie Ihre Arme und Beine körperfreundlich und gelenkschonend.

Verkürzen wir unseren Nacken oder verspannen unseren Rücken, stören wir damit nicht nur die Balance von Kopf und Wirbelsäule, sondern beeinträchtigen damit auch die organischen Funktionen. Hier im sogenannten Körperstamm befinden sich u.a. Gefäße und Rückenmark, alle lebenswichtigen Organe sowie die zentralen Nervenbahnen und Blutgefäße. Da einige der großen Bewegungsmuskeln für die Arme und Beine im Rumpf entspringen, erweitert eine gelöste Körpermitte auch das Spektrum, das den Hüft- und Schultergelenken zu Verfügung steht. Daher ist die Grundidee der Anweisungen, den gesamten Körper – ausgehend von Kopf, Hals und Rumpf – zu längen und zu weiten. Dabei denken Sie die Mittelachse über den Kopf- und den Beckenpol hinaus weiter in den Raum. Denken Sie die Richtung der Arme und Beine mittig von Gelenk zu Gelenk in Richtung Hände und Füße und darüber hinaus weiter. Im Stehen finden Sie nah am Lot der Schwerkraft ins Gleichgewicht und sind getragen von Gelenkmitte zu Gelenkmitte sowie von den Körper- und Atemräumen. Die folgenden Schritte durch den Körper sind im Stehen oder Sitzen beschrieben. Die mentalen Anweisungen lassen sich aber auch wunderbar in Rückenlage üben.

wichtig

Lassen Sie die Anweisungen im Alltag stets „mitlaufen". So können Sie sich immer an das Längen und Weiten erinnern und so manche Aufgabe entspannter und körperfreundlicher angehen.

Zunächst machen Sie sich aber am besten zu Hause mit den Übungen vertraut. Wählen Sie dafür einen ruhigen Raum, in dem Sie

- einen Platz zum Liegen (Teppich, Matte) haben.
- sich ein paar Taschenbücher als Kopfunterlage bereitlegen.
- eine Wand zum Anlehnen haben.
- einen Stuhl mit ebener Sitzfläche bereitstellen.
- evtl. einen großen Spiegel haben.

Während der Übungen können Sie ganz normale Alltagskleider tragen, die Ihnen genug Raum lassen, sich frei zu bewegen.

DEN KÖRPER NEU AUSRICHTEN

Übung: Im Liegen wachsen

Die konstruktive Ruhelage auf dem Rücken ist eine wunderbare Möglichkeit, einmal am Tag innezuhalten und aufzutanken. Da wir im Liegen nicht damit beschäftigt sind, uns zu halten und zu koordinieren, können wir uns mit ganzer Aufmerksamkeit den mentalen Anweisungen widmen, die unseren Körper neu ausrichten. Vor allem Nacken, Schultern und Rücken können dabei überflüssige Spannungen loslassen. Die Bandscheiben haben so die Möglichkeit, sich wieder mit Flüssigkeit aufzufüllen und dadurch die Wirbelsäule besser abzufedern.

Legen Sie für diese Übung am besten die CD ein und erfrischen Sie sich mit lösenden und klärenden Richtungen für den ganzen Körper.

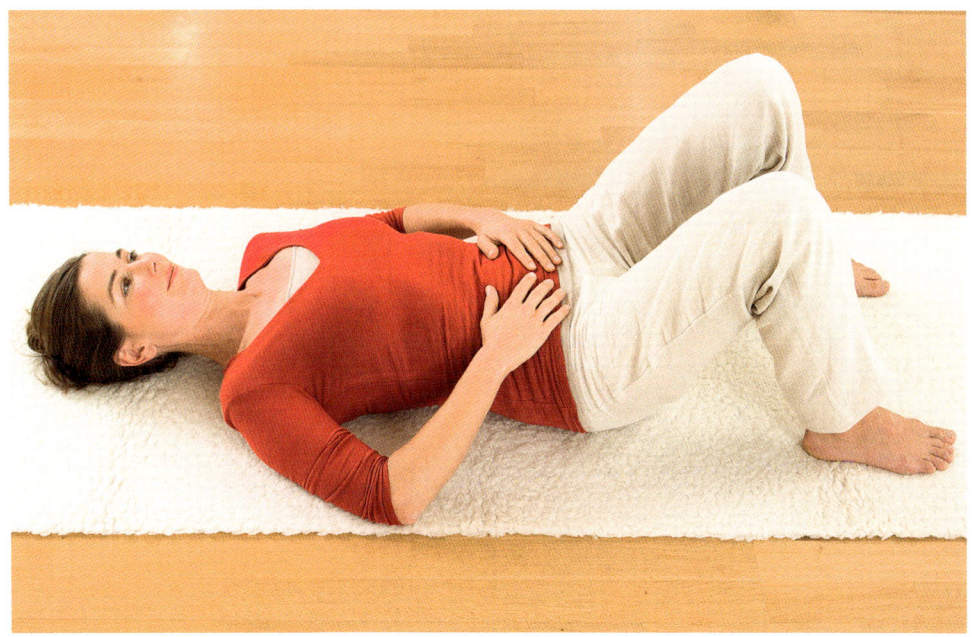

Den Hals freilassen

Der Kopf balanciert zuoberst auf der Wirbelsäule. Eine Vielzahl von Muskeln ist damit beschäftigt, ihn dort fein auszutarieren (Haltemuskulatur) und zu bewegen (Bewegungsmuskulatur). Doch oft verkürzt sich diese Muskulatur übermäßig, da wir sie einseitig gebrauchen. Ziehen wir beispielsweise den Kopf in den Nacken, wird die Halswirbelsäule gestaucht. Auch die am Hals entspringenden Muskeln für den Brustkorb und den Schulterbereich beeinflussen die Ausrichtung des Halses. Dauerhaft hochgezogene Schultern oder ein eingesunkener Brustkorb sind eine Belastung für den Hals und führen oft zu Verspannungen und verschobenen Wirbeln.

▼ Gelöste Bewegungsmuskeln geben Hals und Kopf den nötigen Spielraum.

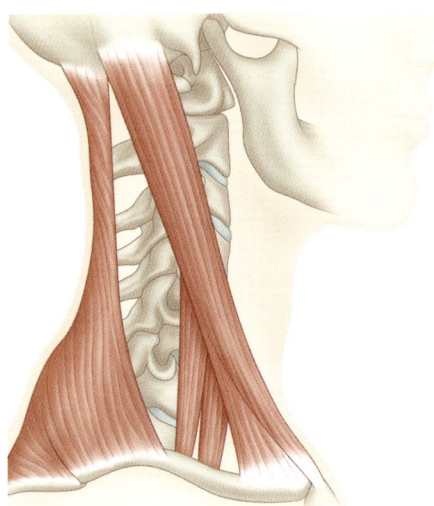

Ein gelöster Hals hingegen sorgt für ein offenes Zusammenspiel zwischen Kopf und Rumpf und wirkt sich förderlich auf die gesamte Koordination unseres Körpers aus. Insbesondere die beiden obersten Halswirbel Atlas (Roll-Gleit-Bewegung: Nicken) und Axis (Rotation und Seitneigung: Kopf drehen) können so ihre volle Funktion ausschöpfen. Wir erleben dies beispielsweise, wenn wir über eine Straße gehen und uns gleichzeitig nach den Autos umdrehen. Da die Nackenmuskulatur von zahlreichen Rezeptoren dicht besiedelt ist, die unterschiedliche Informationen wie muskuläre Spannung oder die Gelenkposition an das Gehirn melden, wirkt sich ein gelöster Hals nicht nur positiv auf die Gesamtkoordination aus, sondern hat auch eine regulierende Wirkung auf hohen Blutdruck.

Übung
Dem Hals Raum geben
- Lenken Sie die Aufmerksamkeit auf Ihren Hals. Zur Unterstützung können Sie Ihre Hände absichtslos wie eine zweite Haut an den Hals schmiegen, um seine äußere Form zu spüren.
- Stellen Sie sich vor, wie sich alle unnötige Spannung im Nacken und an der Kehle löst und ein offener Raum entsteht. In diesem Raum darf sich die Halswirbelsäule längen und lösen und sich in ihre Richtung entlang der Körpermittelachse finden.

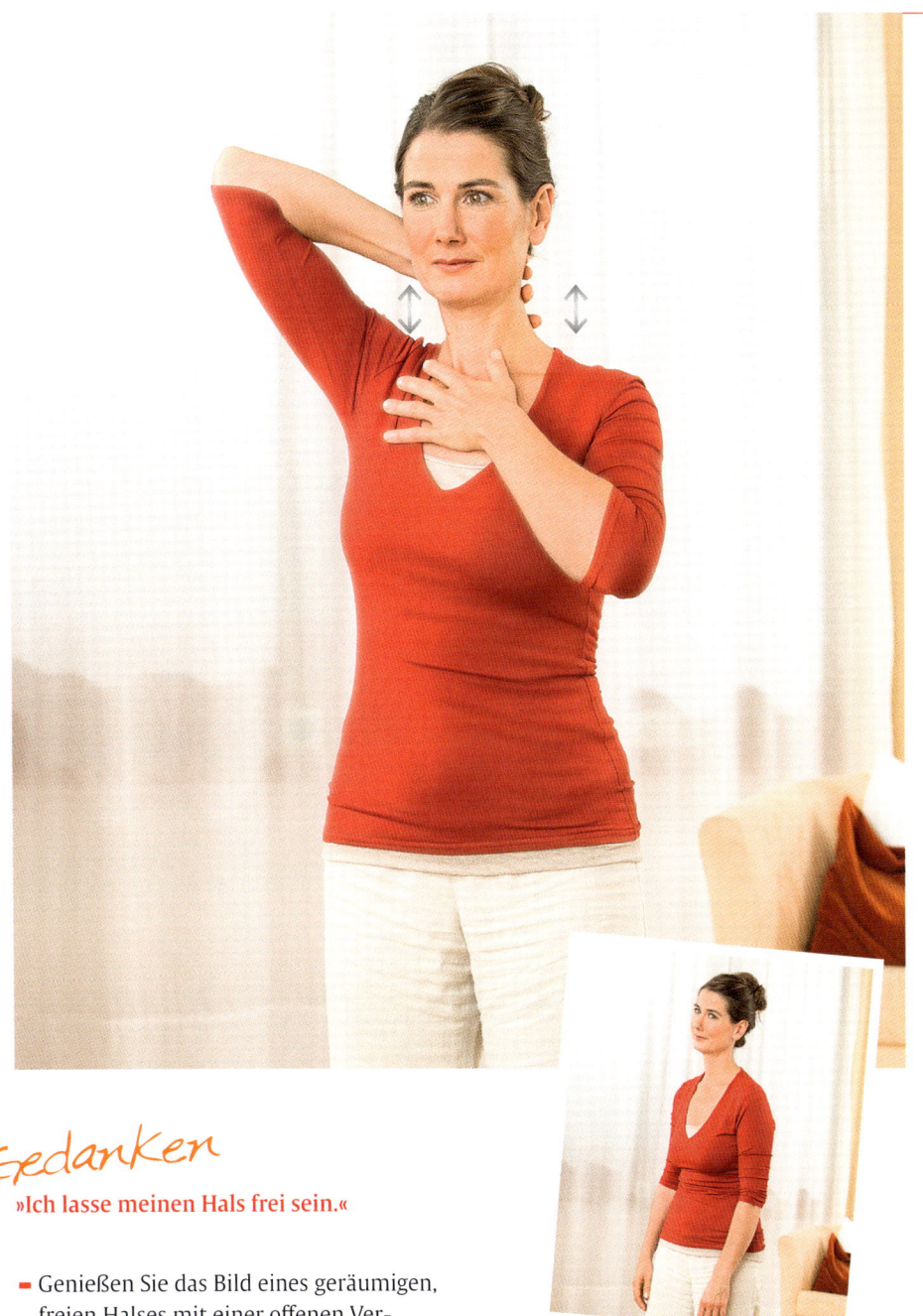

Gedanken
»Ich lasse meinen Hals frei sein.«

- Genießen Sie das Bild eines geräumigen, freien Halses mit einer offenen Verbindung zum Kopf nach oben und zum Rumpf nach unten. Vermeiden Sie, etwas zu tun.

So nicht!

Die Richtung für den Kopf

Der Kopf eines erwachsenen Menschen wiegt zwischen fünf und sieben Kilogramm. Stellen Sie sich einmal vor, wie viele Packungen Mehl das sind. Da fällt es schon ins Gewicht, ob die Balance da oben stimmt. Schon kleine dauerhafte Abweichungen machen sich weiter unten im Körper als Druck oder Zug bemerkbar. Der Schwerpunkt des Kopfes befindet sich ein wenig vor und oberhalb des Hals-Kopf-Gelenks. Alexander beschrieb die Richtung für den Kopf „nach vorne und oben", um zu vermeiden, den Kopf „nach hinten und unten" in den Nacken zu ziehen. Da diese Richtung jedoch immer wieder als irreführend empfunden wird, verwende ich persönlich nur die Richtung „Kopf nach oben". Die Anweisung „nach oben" erinnert an den Raum oberhalb des Scheitelpunktes und daran, dass sich die ganze Gestalt aufrichten und verlängern kann.

Übung
Den Kopf frei nach oben balancieren

- Lenken Sie Ihre Aufmerksamkeit auf den Kopf. Legen Sie beide Zeigefinger links und rechts in die kleinen Mulden hinter den Ohrläppchen (zwischen Unterkiefer und Schädelbasis). Von dort nach innen gedacht befindet sich ungefähr das Gelenk zwischen dem Kopf und dem obersten Halswirbel (Atlas).
- Stellen Sie sich ein feines Lösen zwischen der Wirbelsäule und dem Kopf vor, so als ob der Kopf sich minimal nach oben entkoppeln könne. Balancieren Sie ihn dann ein wenig nach vorne und hinten und wieder in die Mitte.
- Legen Sie nun Ihre Hände an die Stirn und an den Hinterkopf. Spüren Sie den Raum Ihres Kopfes zwischen den beiden Händen und erlauben Sie ihm, seine mittige Balance zu finden. Genießen Sie den Raum oberhalb Ihres Scheitels und die offene Verbindung zum Hals und weiter durch den Rumpf bis zum Beckenboden.

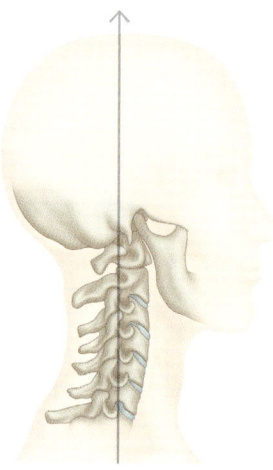

◄ Ein ausbalancierter Kopf entlastet die Halswirbelsäule.

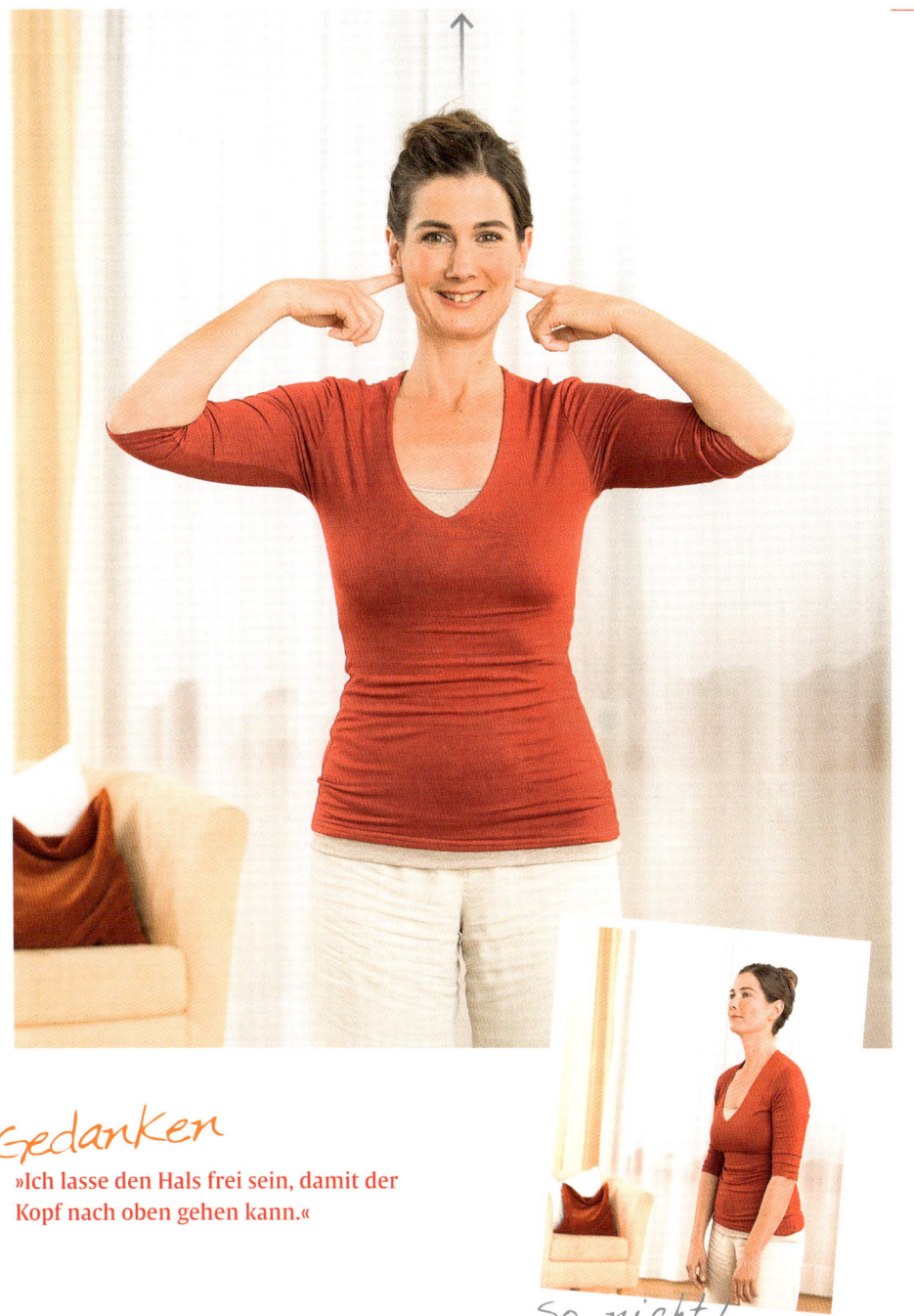

Gedanken
»Ich lasse den Hals frei sein, damit der Kopf nach oben gehen kann.«

So nicht!

Länge für die Wirbelsäule

Die Wirbelsäule verläuft in einer doppelten S-Kurve vom Kopf bis zum Steißbein. Sie ist unsere tragende Stütze und hat durch die Bandscheiben viele eingebaute Stoßdämpfer. Eine stabile und doch bewegliche Wirbelsäule, die sich entlang einer gedachten Körpermittelachse längen kann, federt optimal unsere Schritte ab und gibt den Rippen eine gute Verankerung für einen offenen, beweglichen Brustkorb. Ist die Wirbelsäule gelöst und lang, kann die Atmung freier fließen. Auch als Versorgungskanal erfüllt sie so ihre Aufgabe am besten, weil sie den vielen Nerven und Blutgefäßen, die in ihr verlaufen bzw. aus den Wirbelkörpern austreten, dann genügend Raum lässt.

Oft hängen wir allerdings sprichwörtlich „in den Seilen" der Bänder und Muskeln und verstärken die Kurven der Wirbelsäule übermäßig. Oder wir halten die Wirbelsäule mit unseren Bewegungsmuskeln zu fest, weil wir uns bemühen aufrecht zu sein. Da diese aber schnell ermüden, können wir uns nicht so lange halten. Die innere Ausrichtung auf die Mittelachse aktiviert die Haltemuskulatur, die nah der Wirbelsäule anliegt. Diese Fasern können uns ausdauernd fein ausbalancieren und mit wenig Kraft aufrichten.

Wenn Sie die Wirbelsäule zur Seite neigen, nach vorne oder nach hinten beugen, denken Sie an einen langen weiten Bogen – sowohl an der gestreckten wie an der gebeugten Seite. So vermeiden Sie, die Wirbelsäule zu stauchen und die Bandscheiben zu belasten.

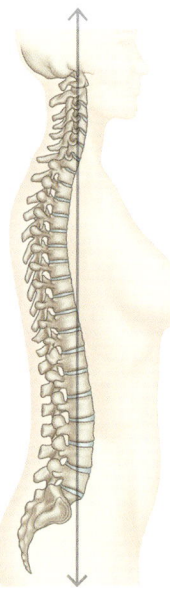

◀ Wirbelkörper und Bandscheiben richten sich entlang der Körperachse aus.

Übung
Harmonisch aufrichten

- Stellen Sie sich vor, wie sich Ihre gesamte Wirbelsäule entlang der Körpermittelachse in beide Richtungen lösen und längen darf. Sie können dabei eine Hand an den Übergang vom Hinterkopf zum Nacken, die andere mit dem Handrücken an das Steißbein legen.
- Genießen Sie diese Länge, ohne etwas tun zu müssen. Atmen Sie ruhig weiter. Vielleicht hilft es Ihnen auch, Ihrer Wirbelsäule zuzulächeln, um sich nicht unnötig einzumischen. Sie können den Bandscheiben wünschen, sich zwischen den Wirbelkörpern einzuordnen. Versuchen Sie zu visualisieren, wie sie „erleichtert aufatmen."

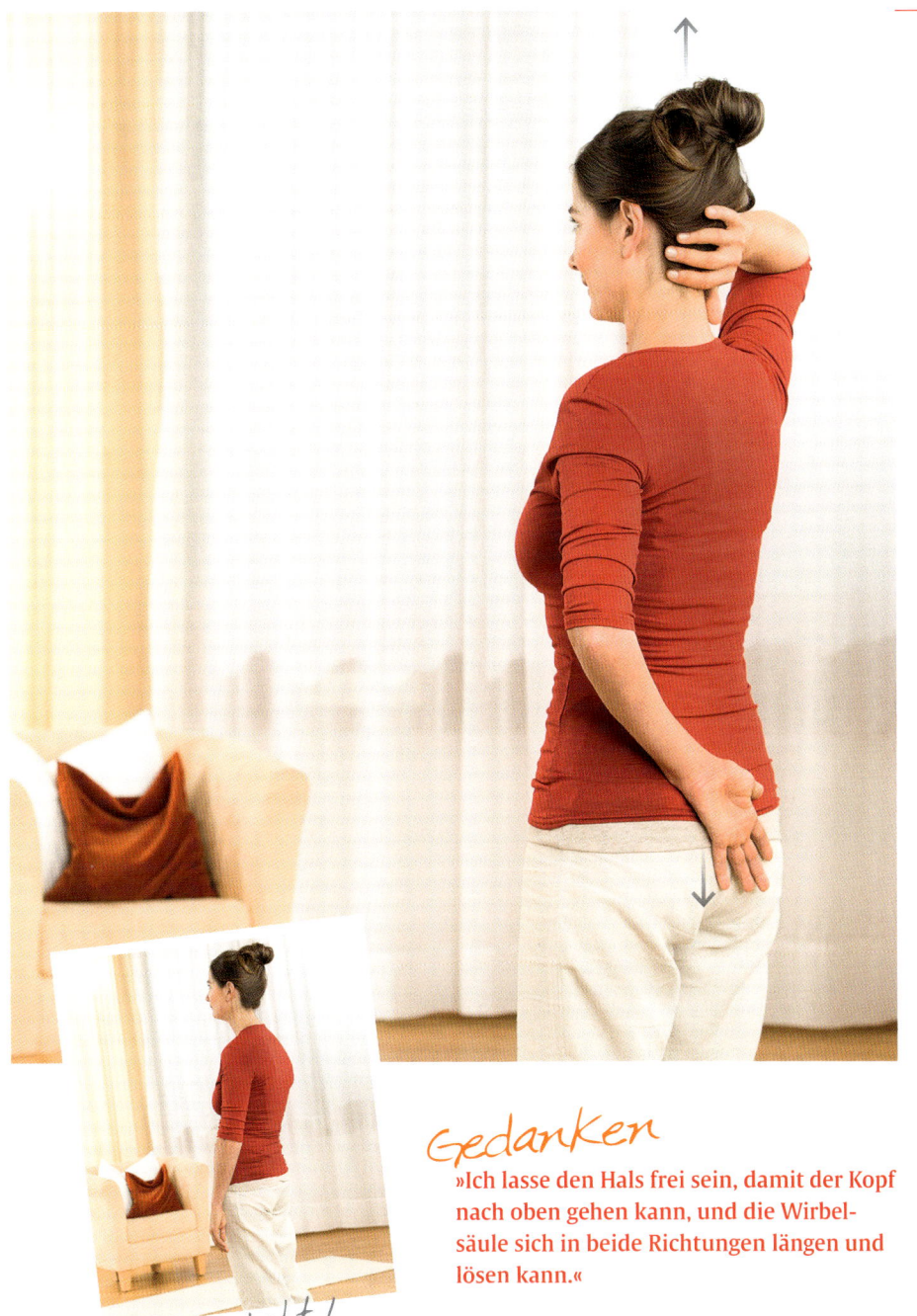

So nicht!

Gedanken

»Ich lasse den Hals frei sein, damit der Kopf nach oben gehen kann, und die Wirbelsäule sich in beide Richtungen längen und lösen kann.«

Weite für den Rumpf

Damit unsere Atmung frei fließen kann und alle Organe genügend Raum haben, um ungestört zu arbeiten, brauchen wir einen weiten Rumpf mit einer guten Verbindung zwischen Brustkorb und Becken. Sinkt der Brustkorb hingegen vorne ein, drückt er auf die Bauchorgane und beschränkt die Atembewegung. Oft lehnen wir den Brustkorb beim Versuch, aufrecht zu sein, zu weit nach hinten und verschieben das Becken nach vorne. Da so die Knochen nicht gut übereinandergestapelt sind, müssen die Muskeln wesentlich mehr Kraft aufwenden, um den fehlenden Halt auszugleichen. Viele große Bewegungsmuskeln für unsere Arme und Beine entspringen im Rumpf. Denken Sie ihn lang und weit, dann schenkt er den Hüft- und Schultergelenken ein größeres Bewegungsspektrum.

Übung
Den Rumpf weiten
- Lenken Sie Ihre Aufmerksamkeit auf Ihren gesamten Rumpf. Lassen Sie dabei Ihre Hände an verschiedenen Stellen vorne und hinten oder seitlich auf dem Rumpf ruhen.
- Spüren Sie den atmenden Innenraum unter Ihren Händen.
- Stellen Sie sich vor, wie sich sowohl Ihre Vorderseite als auch Ihr Rücken voll entfalten können, ebenso Ihre linke und rechte Flanke. Genießen Sie die gesamte Länge, Weite und Fülle des Rumpfes vom Becken unten bis hoch zu den obersten Rippenbögen.

◀ Weite in Becken, Bauch und Brustkorb entlastet die Organe.

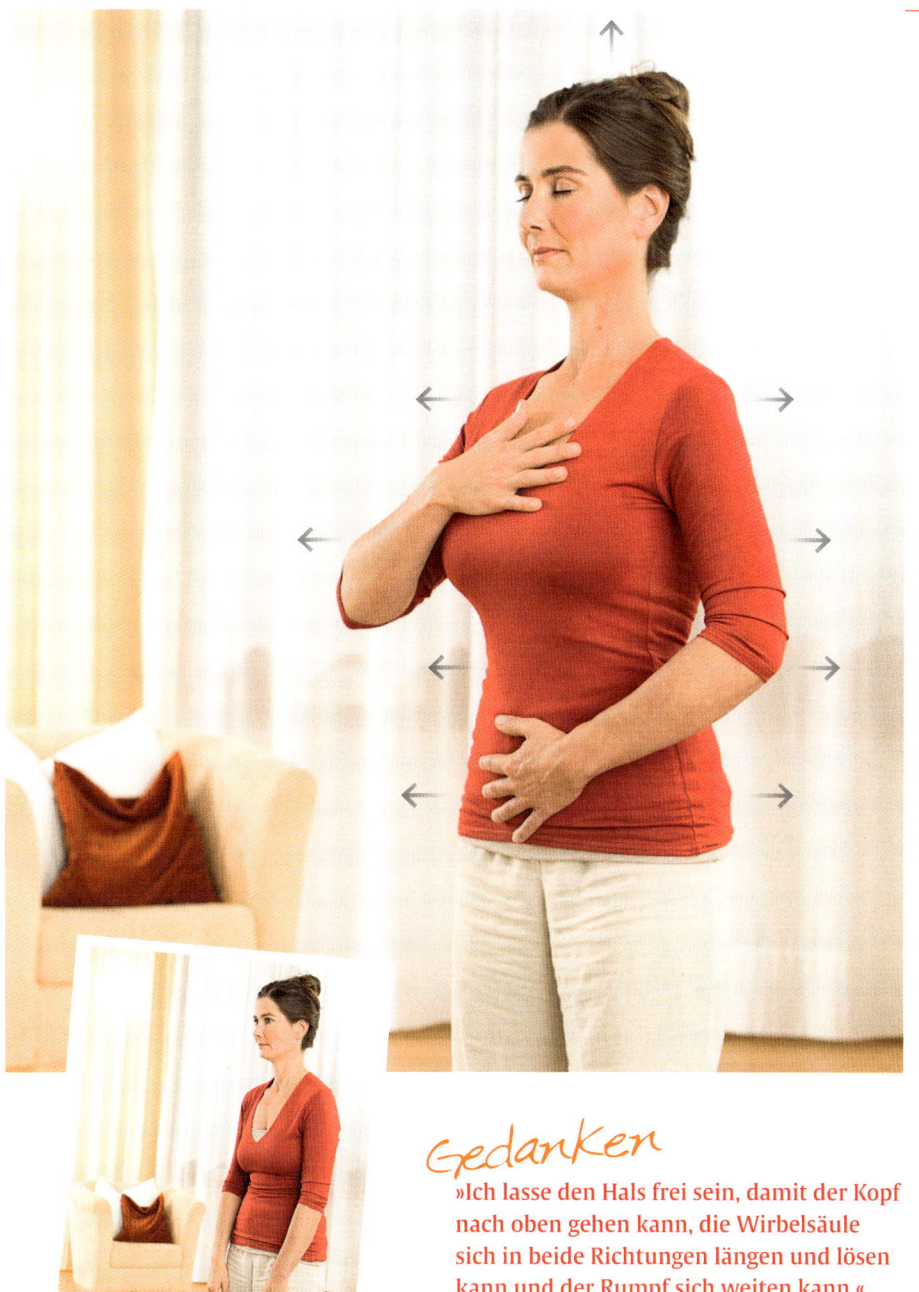

So nicht!

Gedanken

»Ich lasse den Hals frei sein, damit der Kopf nach oben gehen kann, die Wirbelsäule sich in beide Richtungen längen und lösen kann und der Rumpf sich weiten kann.«

Ausrichtung der Hüften, Beine und Füße

Die Kugelgelenke der Hüften und der Schultern sind wie Tore, die vom Rumpf in die Peripherie führen. Unsere Beine und Füße bringen uns von hier nach dort, unsere Hände und Arme ermöglichen uns, unser Leben aktiv zu gestalten. Gut ausgerichtete Gelenke sind offen und zugleich stabil und zentriert. Die Beine und Füße tragen uns durchs Leben und ermöglichen unsere Fortbewegung. Um ein gutes Spiel zwischen Stabilität und Gelöstheit zu finden, sollte der Körper mittig über den tragenden Knochen der Beine und Füße austariert sein. Dies ermöglicht den Gelenkräumen eine offene, zentrierte Balance und Bewegung. Doch sind die Muskeln oft zu sehr angespannt und die Hüftgelenke gehalten, um das Becken frei auszubalancieren. So verkürzt sich z. B. durch häufiges, langes Sitzen vor allem die vordere Muskulatur und verhindert die volle Leistenöffnung im Stand. Dadurch kann sich das Becken nicht mehr vollständig aufrichten, und die Lendenwirbelsäule wird als „Ersatzgelenk" belastet.

Lassen Sie daher im aufrechten Stand Ihre Hüft-, Knie- und Fußgelenke ihre Mitte finden und in einem gelenkschonenden Verhältnis zueinander balancieren. Sind Sie in Bewegung, beispielsweise wenn Sie beim Hinsetzen die Beine beugen, richten Sie die Oberschenkelachsen parallel zu den Fußachsen so aus, dass die Knie in Richtung der zweiten Zehen weisen. Derart gelenkfreundliche Bewegungen sorgen dafür, dass Sie z. B. die Knie keinen unnötigen Scherkräften aussetzen und die Fußgelenke nicht einknicken.

Übung
Den Gelenken Raum geben

- Lenken Sie Ihre Aufmerksamkeit zunächst auf Ihre Hüftgelenke. Spielen Sie ein wenig mit der Beweglichkeit eines Beines, um das Hüftgelenk ausfindig zu machen. Ertasten Sie es mit Ihren Händen. Stellen Sie sich vor, wie die Muskulatur um die Hüftgelenke sich weitet und Ihr Hüftkopf sich frei – wie geölt – in der Gelenkpfanne bewegen kann.

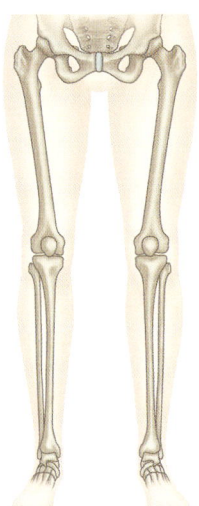

◀ Hüft-, Knie- und Fußgelenke sollten zentriert übereinander stehen.

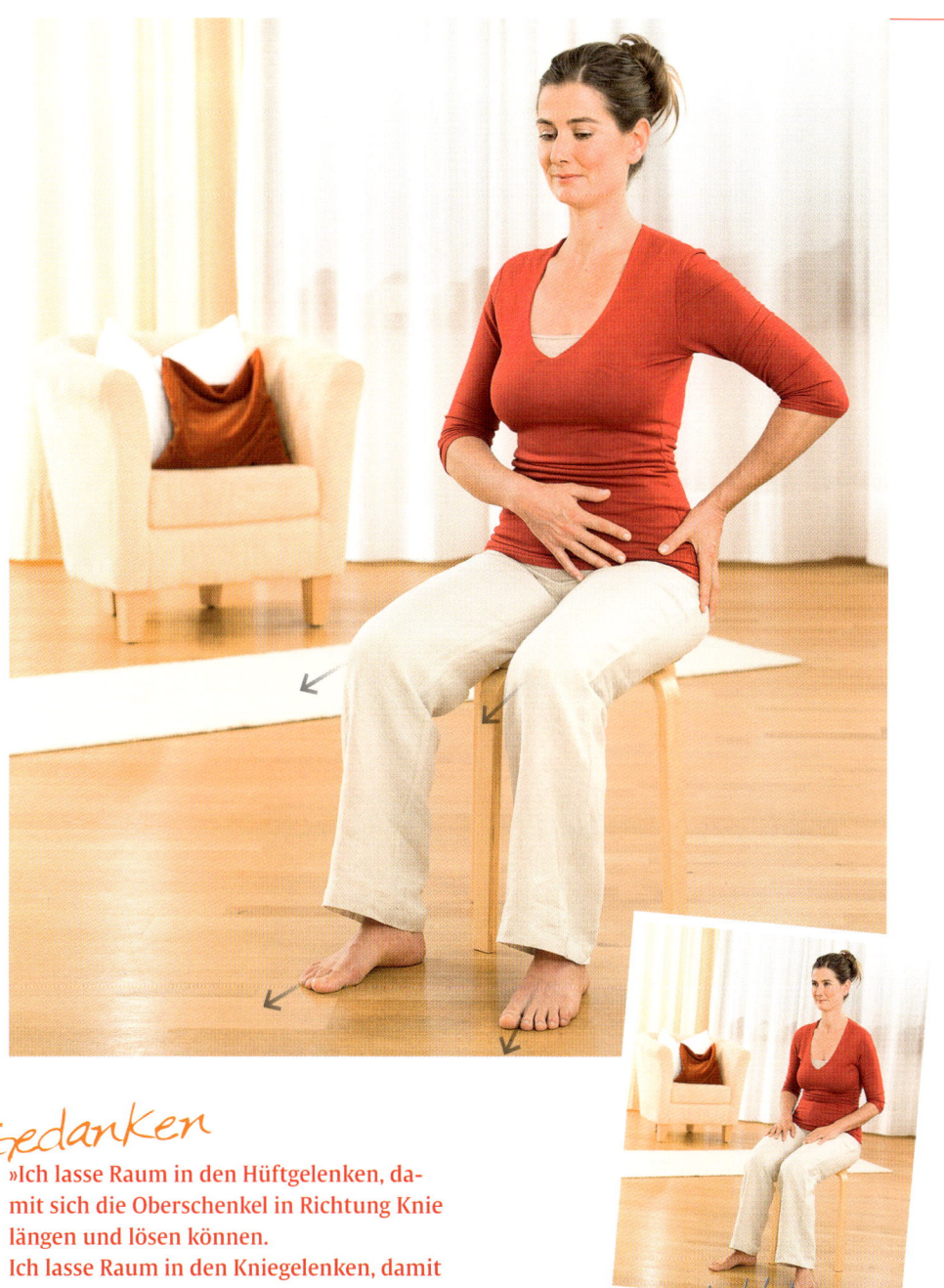

Gedanken

»Ich lasse Raum in den Hüftgelenken, damit sich die Oberschenkel in Richtung Knie längen und lösen können.
Ich lasse Raum in den Kniegelenken, damit die Unterschenkel sich in Richtung Fußgelenke längen und lösen können.
Ich lasse Raum in den Fußgelenken, damit die Füße sich längen und weiten können.«

So nicht!

- Lenken Sie Ihre Aufmerksamkeit auf Ihre Hüftgelenke.
- Denken Sie sich die Oberschenkel ganz lang, klar und mittig ausgerichtet, bis zu den Knien und darüber hinaus. Die Hände können die Richtung und Länge der Oberschenkel ausstreichen.
- Dann wünschen Sie den Kniegelenken Raum und Zentrierung und erlauben den Unterschenkeln, ganz lang, klar und mittig in Richtung Fußgelenke zu „fließen" und darüber hinaus. Wünschen Sie sich Raum und Zentrierung in den Fußgelenken. Erlauben Sie Ihren Füßen, sich in ihren Längs- und Quergewölben zu entfalten. Lassen Sie über die Zehen nach vorne und über die Fersen nach hinten Spannung los. Genießen Sie die Offenheit Ihrer Gelenke und die klare Ausrichtung der Beine und Füße.
- Wenn Sie sich bücken, können Sie darauf achten, das volle Bewegungsspektrum der Beingelenke auszukosten, bevor Sie den Rumpf bzw. die Wirbelsäule beugen. Dies ist besonders dann wichtig, wenn Sie schwere Gegenstände anheben.

Ausrichtung der Schultern, Arme und Hände

Der Schultergürtel ist der Mittler zwischen Rumpf und Armen. Die Schlüsselbeine sind mit dem oberen Ende des Brustbeins gelenkig verbunden und verstreben die Schultern nach außen. Die Schulterblätter sind muskulär in den Rücken eingebettet. So balanciert der Schultergürtel ausgewogen zwischen vorne und hinten, rechts und links über dem Brustkorb. Er ist beweglich und doch stabil verankert.

Da die meisten Alltagsbewegungen der Arme nach vorne gerichtet sind, neigen die Schultern oft dazu, sich nach vorne zu schieben und den Brustkorb zu verengen. Wenn wir z. B. nach dem Schlüsselbund greifen oder Gemüse schneiden, bemühen wir häufig als Erstes den Rumpf und den Schultergürtel und verspannen dabei nicht selten den Nacken – und das, obwohl viele

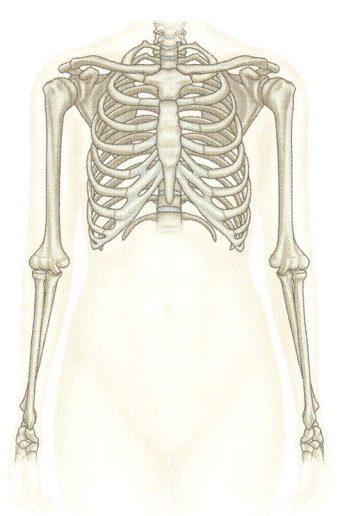

◀ Die Schultern richten sich mittig über dem Brustkorb aus.

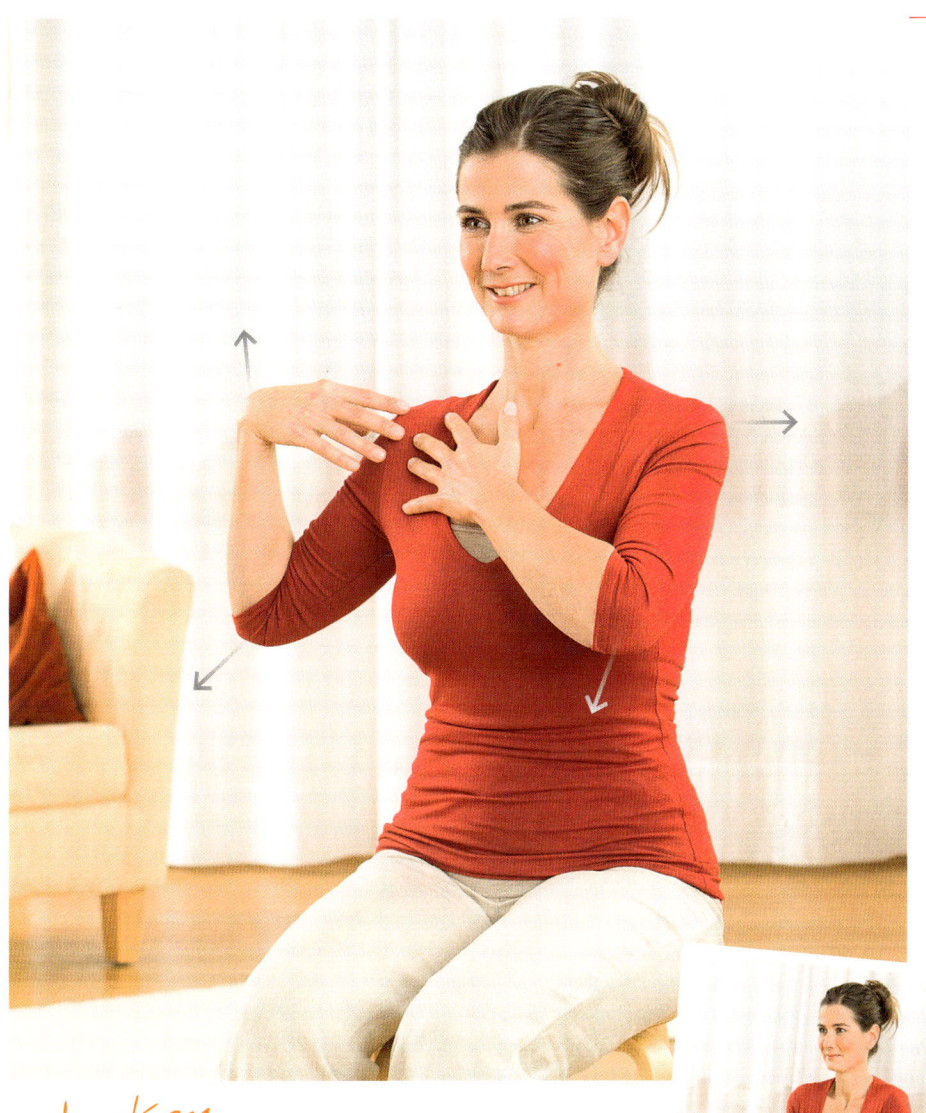

So nicht!

Gedanken

»Ich lasse die Schultern zu beiden Seiten frei sein.
Ich lasse Raum in den Schultergelenken, damit die Oberarme sich in Richtung Ellbogen längen und lösen können.
Ich lasse Raum in den Ellbogengelenken, damit die Unterarme sich in Richtung Handgelenke längen und lösen können.
Ich lasse Raum in den Handgelenken, damit die Hände sich längen und weiten können, bis über die Fingerspitzen hinaus.«

Handgriffe alleine durch die Beweglichkeit der Arme möglich wären. Erst wenn wir unseren Radius erweitern müssen, z. B. nach oben in ein Regal fassen, folgt als logische Sequenz die Bewegung des Schultergürtels und des Rumpfes.

Übung
Schultern, Arme und Hände lösen
- Um sich Ihre Schultern bewusst zu machen, wenden Sie sich zunächst einer Seite zu. Ertasten Sie das obere Ende Ihres Brustbeins und die gelenkige Verbindung zum Schlüsselbein. Erforschen Sie seine Form und Länge bis ganz nach außen, wo es sich mit dem Schulterblatt hinten verbindet.
- Dann legen Sie die gegenüberliegende Hand weit ausgebreitet vor die Schulter. Stellen Sie sich vor, wie das Schlüsselbein vom Brustbein aus zur Seite „fließt", während das Schulterblatt in die Muskulatur des Rückens eingebettet ist. Erlauben Sie dem Schultergelenk, gelöst und geräumig zu sein, und lassen Sie es in einer offenen Querverbindung zur anderen Schulter und nach außen frei.
- Der Oberarm darf sich in Richtung Ellbogen und darüber hinaus längen und lösen. Auch hier kann Ihre Hand begleitend unterstützen und die Richtung des Oberarmes ausstreichen usw. Wünschen Sie Ihrem Ellbogengelenk weit und gelöst zu sein, damit sich der Unterarm frei in Richtung Handgelenk und darüber hinaus längen und lösen kann. Stellen Sie sich vor, wie das Handgelenk sich lösen und die Hand sich im Handteller weiten und entfalten kann, weiter bis zu den Fingerspitzen und darüber hinaus. Dann können Sie zur anderen Seite wechseln.

Kurzformel: Anweisung für den gesamten Körper

Auf diese Weise folgt eine Anweisung auf die andere, und miteinander verbunden bewirken sie ein harmonisch abgestimmtes Zusammenspiel des gesamten Körpers. Je öfter Sie sie wiederholen, desto mehr entfalten sie ihre Wirkung. Als Kurzformel zusammengefasst können Sie dann wie im Bild rechts Ihre gesamte Ausrichtung aktivieren:
Viele Menschen empfinden Bilder oder Metaphern als anregend für die eigene Ausrichtung. Wenn Sie z. B. die Vorstellung von Lichtstrahlen, die über die Finger und Zehen hinausgehen, mögen oder Sie ein Lächeln, das sich in Ihrem Rücken ausbreitet, inspiriert – nur zu. Wann immer solche Bilder angenehme Gefühle in Ihnen auslösen, lernt es sich leichter. Das limbische System wird dann aktiv – es gehört zum ältesten Teil des Gehirns und ist unter anderem für die Verarbeitung von Emotionen und Gedächtnisbildung zuständig.

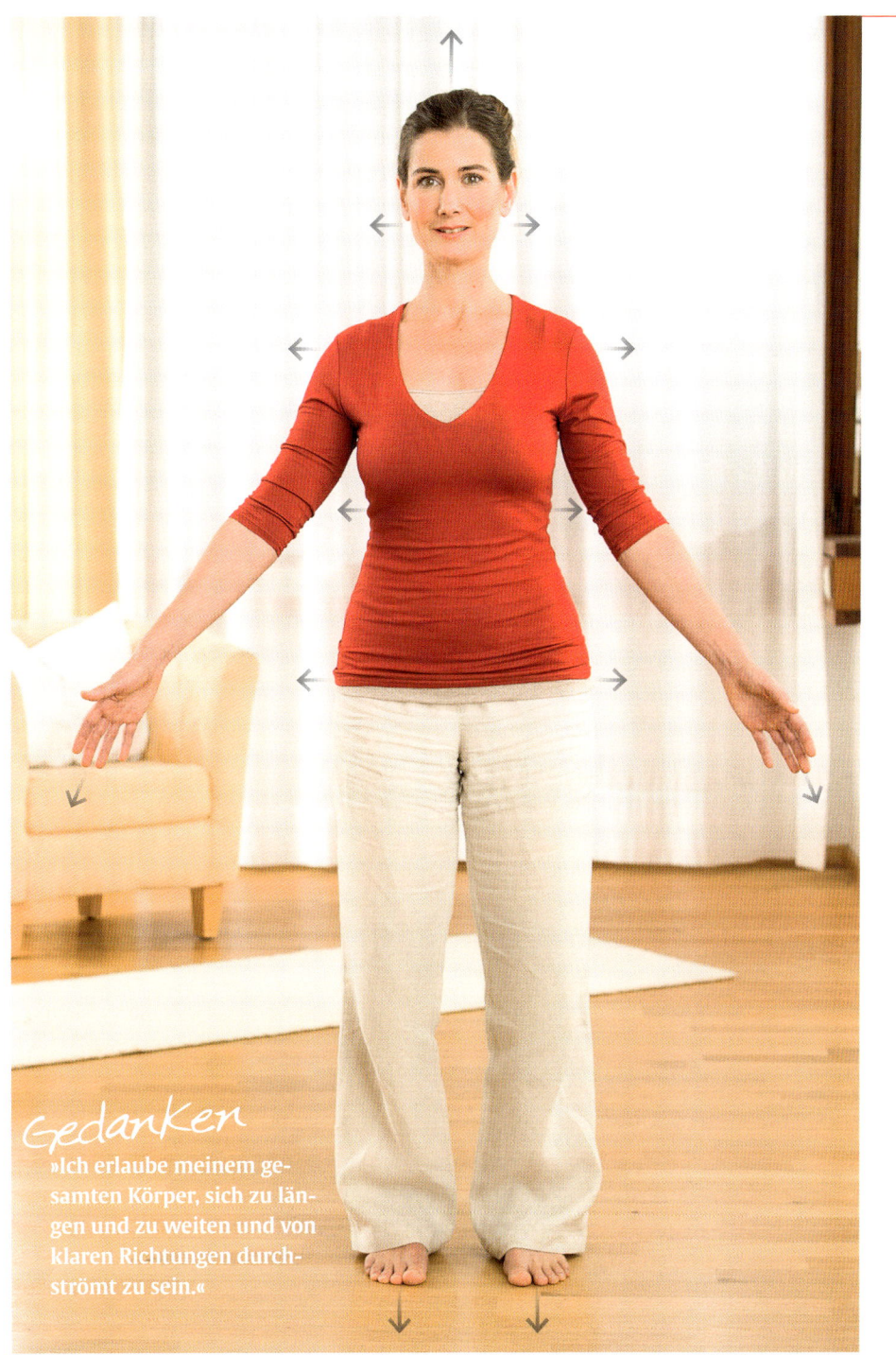

Gedanken
»Ich erlaube meinem gesamten Körper, sich zu längen und zu weiten und von klaren Richtungen durchströmt zu sein.«

Der Alltag als Übungsfeld

Nun kennen Sie die einzelnen Schritte der Alexander-Technik. In der folgenden Übung können Sie alles zusammen ausprobieren. Wählen Sie dafür eine einfache Bewegung aus, die Sie gerne körperfreundlicher tun möchten – sei es, wie Sie sich bücken, wie Sie nach etwas greifen oder wie Sie Ihr Handy ans Ohr halten. Am Anfang kommt Ihnen der bewusste Ablauf dieser ansonsten so alltäglichen Bewegung vielleicht umständlich vor. Doch wenn es darum geht, belastende Muster zu verändern, braucht es eine gute Portion neuer Impulse und erhöhte Aufmerksamkeit.

Übung
Eine neue Gesamtkoordination

Wenn Sie sich für eine Bewegung entschieden haben, machen Sie sie erst ein paar Mal wie gewohnt, und beobachten Sie sich dabei. Sind alle Körperteile harmonisch miteinander verbunden? … Kann Ihr Nacken dabei gelöst und Ihr Rumpf lang und weit bleiben? … Um das zu prüfen, können Sie eine Hand an den Übergang zwischen Nacken und Hinterkopf legen und die Bewegung noch mal wiederholen.

Dann lassen Sie die Absicht, diese Bewegung zu tun, noch einmal ganz los … Halten Sie inne, und geben Sie sich die Anweisungen: „Ich lasse meinen Hals frei sein, den Kopf nach oben gehen und den Rumpf sich längen und weiten." Stellen Sie sich das so anschaulich wie möglich vor. Und erinnern Sie sich: Es geht nicht darum, eine bestimmte Haltung einzunehmen, sondern sich frei zu lassen. Wenn Sie möchten, lassen Sie eine Hand in Ihrem Nacken ruhen.

Wünschen Sie auch Ihren Schultern, sich zu weiten … Ihren Armen, durch alle Gelenke bis in die Fingerspitzen hinein lang und weit zu sein … Erlauben Sie Ihren Hüftgelenken, gelöst zu sein … und den Beinen, durch alle Gelenke bis in die Füße hinein lang und weit zu sein … Dann bleiben Sie in gutem Kontakt mit der Vorstellung von Länge und Weite, während Sie die gewünschte Bewegung noch mal ausführen … Sie können dabei auch jederzeit während des Ablaufs innehalten und sich erneut mit Anweisungen unterstützen.

Service

Der Unterricht in Alexander-Technik

Die Alexander-Technik wird im Einzelunterricht und im Rahmen von Einführungsabenden, Kursen oder Weiterbildungen auch in Gruppen vermittelt. Dabei hat die Einzelarbeit einen wichtigen Stellenwert, denn nur so kann der Lehrer auf Ihre individuellen Anliegen eingehen und sich den ganz persönlichen Haltungs- und Reaktionsmustern, die jedem Menschen zu eigen sind, widmen. Gemeinsam mit Ihnen kann er dann eine passende Vorgehensweise entwickeln.

Und wie sieht eine Einzelstunde in Alexander-Technik nun aus? Zu Beginn üben Sie die Prinzipien meist in einfachen Aktivitäten wie Gehen, Stehen, Liegen, sich hinsetzen oder in spielerischen Experimenten. Der Lehrer begleitet Sie dabei sowohl mit seinen Worten als auch mit seinen Händen. Er unterstützt Sie darin, sich feiner wahrzunehmen, und hilft Ihnen, ungünstige Reaktions- bzw. Bewegungsmuster zu erkennen und zu stoppen. Die mentalen Anweisungen für eine harmonische Koordination macht er mit seinen Händen erfahrbar. Je nach individuellen Bedürfnissen wird das Gelernte dann auf komplexere Abläufe übertragen, z. B. Fahrrad fahren, Treppen steigen, Sprechen, Vorträge halten, Musizieren, Gegenstände tragen, Yoga-Asanas üben, am PC sitzen, einen guten Umgang mit belastenden Gedanken finden und vieles mehr.

Eine Einzellektion dauert ca. 45 Minuten. Am Anfang empfiehlt es sich, eine Reihe von Stunden in wöchentlichem Abstand zu nehmen, bis Ihnen die Vorgehensweise vertraut ist und sich Ihr Gespür für eine günstige Ausrichtung schon etwas etabliert hat. Einige Krankenkassen übernehmen in Einzelfällen die Kosten.

Wo wird die Alexander-Technik gelehrt?

Über die jeweiligen Verbände in Deutschland, der Schweiz und in Österreich können Sie herausfinden, ob es Alexander-Technik-Lehrer in Ihrer Nähe gibt, die Einzelstunden, Einführungskurse oder Workshops anbieten. Oft gibt es auch entsprechende Angebote an öffentlichen Bildungseinrichtungen wie Volkshochschulen etc.

- **Alexander-Technik Verband Deutschland e. V. (ATVD):** www.alexander-technik.org, Tel. 0761-383357
- **Zentrum für Alexander-Technik, Yoga, Tanz und Beratung (ZAYT).** www.zayt.de, Tel. 0761-7073433

- Schweizer Verband der Lehrer und Lehrerinnen der Alexander-Technik (SBAT/SVLAT): www.alexandertechnik.ch
- Gesellschaft für F. M. Alexander-Technik Österreich (G.A.T.OE.): www.alexander-technik.at

Vielleicht sind Sie nach dem ersten Kennenlernen der Methode auch so begeistert und möchten dies in einer Weiterbildung vertiefen oder gar eine Ausbildung zum Alexander-Technik-Lehrer absolvieren? Letztere umfasst 1600 Stunden und dauert mindestens drei Jahre. Detaillierte Informationen erhalten Sie unter: www.alexander-technik.org oder bei den jeweiligen Ausbildungsinstituten.

Lesenswerte Literatur

Studien

Inga Bronowski: **Alexander-Technik und Selbststeuerung.** Der Effekt der Alexander-Technik auf die Selbststeuerungskompetenz und -effizienz. Diplomarbeit im Fachbereich Psychologie, Universität Koblenz-Landau, 2010

Little Paul et al. **Randomised controlled trial of Alexander technique lessons, exercise, and massage (ATEAM) for chronic and recurrent back** (Studie zur Wirksamkeit von Alexander-Technik Unterricht (AT), klassischer Massage und leichter sportlicher Bewegung bei Patienten mit chronischen bzw. rezidivierenden Rückenschmerzen). British Medical Journal 2008;337:a884

Studie zur Wirksamkeit von Alexander-Technik Unterricht und Akupunktur bei Patienten mit Chronischen Nackenschmerzen.

Hugh MacPherson, Helen Tilbrook, Stewart Richmond, Julia Woodman, Kathleen Ballard, et al.

Veröffentlicht: 2015, Annals of Internal Medicine (Vol. 163, Nr 9, S. 653–662)

MacPherson et al (2015) **Alexander Technique Lessons or Acupuncture Sessions for Persons With Chronic Neck Pain (ATLAS).**

Alle Studien können auch als Zusammenfassung auf www.alexander-technik.org nachgelesen werden.

Bücher

Alexander F. M.: **Der Gebrauch des Selbst.** Kösel Verlag, 1993

Alexander, F.M.: **Die konstruktive bewusste Kontrolle des individuellen Menschen.** Karger Verlag, 2005

Breuer, M.: **Alexander-Technik im Alltag.** tomag-Verlag, 2011

Gelb M.: **Körperdynamik – eine Einführung in die F. M. Alexander-Technik.** 1.Auflage Frankfurt: Runde Ecken Verlag, 2004

Mühlebach A.: **Vom Autopilot zur Selbststeuerung.** 1. Auflage Bern: Huber Verlag, 2011

Rennschuh H.: **Das Richtige geschieht von allein.** Kamphausen 2010

Bibliografische Information
der Deutschen Nationalbibliothek
Die Deutsche Nationalbibliothek verzeichnet diese Publikation in der Deutschen Nationalbibliografie; detaillierte bibliografische Daten sind im Internet über http://dnb.d-nb.de abrufbar.

Programmplanung: Sibylle Duelli
Redaktion: Frauke Bahle
Bildredaktion: Christoph Frick

Umschlaggestaltung und Layout:
CYCLUS · Visuelle Kommunikation, Stuttgart

Bildnachweis:
Umschlagfoto vorn: Jens van Zoest, Wuppertal
Fotos im Innenteil: alle Bilder: Jens van Zoest, Wuppertal
Illustrationen: Ingrid Schobel, München

2. überarbeitete Auflage 2018

© 2018 TRIAS Verlag in Georg Thieme Verlag KG, Rüdigerstraße 14, 70469 Stuttgart
© 1. Auflage 2013 TRIAS Verlag in MVS Medizinverlage Stuttgart GmbH & Co. KG, Oswald-Hesse-Straße 50, 70469 Stuttgart

Printed in Germany

Satz: CYCLUS · Media Produktion, Stuttgart
gesetzt in: Adobe Indesign CS6
Druck: AZ Druck und Datentechnik GmbH, Kempten

Gedruckt auf chlorfrei gebleichtem Papier

ISBN 978-3-432-10674-8   1 2 3 4 5 6

Auch erhältlich als E-Book:
eISBN (ePub) 978-3-432-10675-5

Wichtiger Hinweis: Wie jede Wissenschaft ist die Medizin ständigen Entwicklungen unterworfen. Forschung und klinische Erfahrung erweitern unsere Erkenntnisse, insbesondere was Behandlung und medikamentöse Therapie anbelangt. Soweit in diesem Werk eine Dosierung oder eine Applikation erwähnt wird oder Ratschläge und Empfehlungen gegeben werden, darf der Leser zwar darauf vertrauen, dass Autoren, Herausgeber und Verlag große Sorgfalt darauf verwandt haben, dass diese Angaben dem Wissensstand bei Fertigstellung des Werkes entsprechen, jedoch kann eine Garantie nicht übernommen werden. Eine Haftung des Autors, des Verlags oder seiner Beauftragten für Personen-, Sach- oder Vermögensschäden ist ausgeschlossen.

Geschützte Warennamen (Warenzeichen) werden nicht besonders kenntlich gemacht. Aus dem Fehlen eines solchen Hinweises kann also nicht geschlossen werden, dass es sich um einen freien Warennamen handelt.

Das Werk, einschließlich aller seiner Teile, ist urheberrechtlich geschützt. Jede Verwertung außerhalb der engen Grenzen des Urheberrechtsgesetzes ist ohne Zustimmung des Verlags unzulässig und strafbar. Das gilt insbesondere für Vervielfältigungen, Übersetzungen, Mikroverfilmungen und die Einspeicherung und Verarbeitung in elektronischen Systemen.

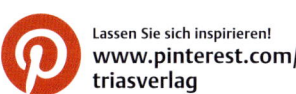

Lassen Sie sich inspirieren!
www.pinterest.com/triasverlag

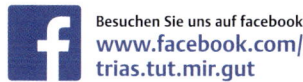

Besuchen Sie uns auf facebook!
www.facebook.com/trias.tut.mir.gut

SERVICE

Liebe Leserin, lieber Leser,

hat Ihnen dieses Buch weitergeholfen? Für Anregungen, Kritik, aber auch für Lob sind wir offen. So können wir in Zukunft noch besser auf Ihre Wünsche eingehen. Schreiben Sie uns, denn Ihre Meinung zählt!

Ihr TRIAS Verlag
E-Mail Leserservice: kundenservice@trias-verlag.de
Lektorat TRIAS Verlag, Postfach 30 05 04, 70445 Stuttgart, Fax: 0711 89 31-748

» Die neu gewonnene Ausrichtung und Beweglichkeit haben sich wie von selbst auf die innere Haltung übertragen – ich fühle mich „geordneter", besser ausgerichtet."

Sabine Karst, Sales Manager

» Die Unbeschwertheit meiner Bewegungen hat Auswirkungen auf meine Psyche – meine Seele ist freier geworden«

Nicola Tiggeler, Schauspielerin

» Durch die Alexander-Technik habe ich gelernt, während meiner Arbeit innezuhalten und auf die Signale meines Körpers zu achten. So kann ich Anspannungen und Überforderungen vermeiden."

Prof. Dr. Wolfgang Taube, Informatiker

» Die Alexander-Technik macht mich glücklich und zufrieden.«

Esther Arbogast, Musikerin

» Die Alexander-Technik war in den letzten zehn Jahren eine wunderbare Hilfe bei der Arbeit mit meinen Musikstudenten."

Prof. Detmar Kurig, Musiker

» *Gerade mir als manualmedizinisch tätigem Arzt hilft die Alexander-Technik ständig, meine Arbeit angenehm und effizienter zu gestalten. Ein stimmiges Konzept, das sich wunderbar in den Alltag integrieren lässt.«*

Dr. Ulf Eisenreich, Osteopath

» *Nach einer Alexander-Stunde fühle ich mich immer so leicht und viel mehr bei mir.«*

G. Wössner, Diplompsychologin

» *Die Alexander-Technik eröffnet mir immer wieder neue Blickwinkel, schafft neue Impulse und bietet mir neuen Zugang zu meinen Schülern und zu mir selbst.«*

Sibylle Märklin, Flamencotänzerin

» *Ich übe seit drei Monaten aus purer Freude mit der CD. Meine Skoliose, mein Beckenschiefstand und meine ganze Körperhaltung sind besser geworden. Neben der Entspannung sorgte die AT auch für wundervollen Schlaf.«*

Dr. A. G., 82 Jahre

» *Ich habe eine schwere Augenkrankheit, bei der ich auf dem rechten Auge fast nichts mehr sehen konnte. Nach einigem Üben lernte ich, das Auge und das Gewebe darum herum zu entspannen und konnte wieder besser sehen.«*

Julian, 13 Jahre

So üben Sie mit der CD

Lernen Sie die Alexander-Technik gerade erst kennen, profitieren Sie am meisten von der CD, wenn Sie zuvor das Buch lesen. So können Sie sich in aller Ruhe mit den mentalen Anweisungen vertraut machen.

Die Bilder und Beschreibungen ab Seite 40 helfen Ihnen, sich die gedanklichen Ausrichtungen für den Körper besser vorzustellen. Mithilfe der Einführung „Ausrichtung für alle Lebenslagen" und den Übungen auf der CD (Track 4–6) können Sie das Gelernte gleich anwenden. Wie Sie Ihren Geist am besten auf die CD einstimmen, lesen Sie im Abschnitt „Basics für ein gutes Gelingen" (Seite 35). Außerdem empfehle ich Ihnen, ein paar Einzelstunden bei einem Alexander-Lehrer zu nehmen. Haben Sie einmal die praktische Erfahrung gemacht, ist es leichter, die Anweisungen mit der entsprechenden Körperwahrnehmung zu verbinden und mit Leben zu füllen. Wer bereits Unterricht genommen hat, kann Buch und CD als Auffrischung und Begleitung nutzen.

Was Sie mit der CD üben können

Die CD umfasst sieben Einheiten in unterschiedlichen Situationen, in denen Sie die Alexander-Technik anwenden können. Die Anleitungen sind so gestaltet, wie ich sie auch im Gruppen- oder Einzelunterricht in Alexander-Technik anwende. Sie können jede einzelne Anleitung für sich üben oder eine auf die andere folgen lassen. Die Anleitung „Ausrichtung für alle Lebenslagen" (Track 5 und 6) vermittelt Ihnen ein Grundverständnis von den Anweisungen für den Körper. Die nachfolgende Übung „Im Liegen wachsen" ist vor allem dann ein idealer Einstieg, wenn Sie gerade sehr erschöpft oder verspannt sind. Sie gibt Ihnen Zeit, anzukommen und sich wahrzunehmen. So schaffen die Tracks 7 bis 10 zusammen auch eine gute Grundlage für alle anderen Sequenzen. Weiterhin ist es hilfreich, die Anweisungen zum Stehen („Ausrichten an der Wand – Rückhalt im Alltag finden") vor dem Gehen auszuprobieren. Also genau in der Reihenfolge, wie Sie die Übungen auch auf der CD finden:

1. **Die Spiegelübung:** Der Blick in den Spiegel hilft, in Kontakt mit sich selbst zu treten. Nutzen Sie diese Übung, um Ihre Wahrnehmung und Ihre Aufmerksamkeit zu verfeinern.
2. **Ausrichtung für alle Lebenslagen:** Dieser Abschnitt vermittelt Ihnen die Grundanweisungen für den Körper. Einmal eingeübt, können Sie sie in die unterschiedlichsten Situationen Ihres täglichen Lebens einfließen lassen –

ob Sie in einer Schlange stehen, arbeiten oder Ihren Sport- und Freizeitaktivitäten nachgehen.
3. **Im Liegen wachsen:** Die Tracks 7–10 leiten Sie im Liegen ausführlich durch den Körper. So können Sie Ihren Rücken entlasten und zur Ruhe kommen. Sie haben Zeit, sich zu spüren, innezuhalten und sich von Kopf bis Fuß auszurichten. Bei Track 10 üben Sie die Prinzipien Innehalten und Ausrichten anhand kleiner Bewegungsimpulse.
4. **Ausrichten an der Wand – Rückhalt im Alltag finden:** Hier können Sie mithilfe einer Wand Ihren Rücken und Ihre Balancegewohnheiten bewusster wahrnehmen und zu einer gelösten Aufrichtung im Stehen finden.
5. **Gehen – gelöst und zentriert:** Diese Übung zeigt Ihnen, wie Sie sich beim Gehen ausrichten können, um Ihre Gelenke zu entlasten und Ihre Kraft optimal in harmonische Bewegungen umzuwandeln.
6. **Lebendiges Sitzen:** Track 16 umfasst Anweisungen für ein gelöstes und ausgerichtetes Sitzen, um Rückenschmerzen und Verspannungen zu vermeiden. Track 17 und 18 begleiten Sie zu einer stimmigen Balance zwischen vorne und hinten und öffnen die Verbindung zu den Beinen.
7. **Aufstehen und Hinsetzen:** Wie Sie rückenschonend und gelenkgerecht aufstehen und sich hinsetzen, erfahren Sie in Teil 19. Diese Übung zeigt Ihnen, wie Sie Ihre Gelenke während des Aufstehens bewusst wahrnehmen und sie optimal entlang ihrer Achsen ausrichten können.

Für das Üben unterwegs

Sind Sie unterwegs, können Sie einzelne Übungen abwandeln oder die Grundanweisungen (reine Ausrichtungsanleitung Track 5 und 6 auf der CD) wählen, die sich auf alle Situationen anwenden lässt. Bei Fahrten mit dem Auto oder der Bahn können Sie die Anleitung für lebendiges Sitzen (Track 15 und 16) entsprechend verändern: Statt vorne auf der Stuhlkante zu sitzen, rutschen Sie einfach mit dem unteren Rücken ganz nach hinten gegen den Sitz und lehnen sich bequem mit dem ganzen Rücken an.
Achten Sie darauf, alle Schritte aus der Perspektive des freien wohlwollenden Beobachters zu begleiten, lassen Sie die Versuchung, etwas machen zu wollen, einfach verstreichen. Schenken sie dem Körper in aller Ruhe diese förderlichen Gedanken, ohne sofort ein Ergebnis spüren zu wollen.

Ich wünsche Ihnen viel Freude und Erfolg beim Üben!

Die CD

Alexander-Technik – aufrecht und gelassen durchs Leben
Track 1: Einführung — 1:14
Die Spiegelübung
Track 2: Einführung — 0:47
Track 3: Anleitung — 5:03
Ausrichtung für alle Lebenslagen
Track 4: Einführung — 0:42
Track 5: Anleitung Schritt für Schritt — 10:37
Track 6: Kurzform — 3:57
Im Liegen wachsen – die konstruktive Ruhelage
Track 7: Einführung — 0:40
Track 8: Vorbereitung — 4:28
Track 9: Teil 1 – in Ruhe liegen — 8:32
Track 10: Teil 2 – langsam in Bewegung kommen — 4:02

Ausrichten an der Wand – Rückhalt im Alltag finden
Track 11: Einführung — 0:38
Track 12: Anleitung — 7:53
Gehen – gelöst und zentriert
Track 13: Einführung — 1:06
Track 14: Anleitung — 5:53
Lebendiges Sitzen
Track 15: Einführung — 0:53
Track 16: Anleitung – Eine gute Basis schaffen — 6:29
Track 17: Einführung – Balance zwischen vorne und hinten — 0:53
Track 18: Anleitung – Balance zwischen vorne und hinten — 2:41
Aufstehen und Hinsetzen
Track 19: Einführung — 0:34
Track 20: Anleitung — 3:00
Track 21: **Zum Schluss** — 1:25
Gesamtlaufzeit: 71:27

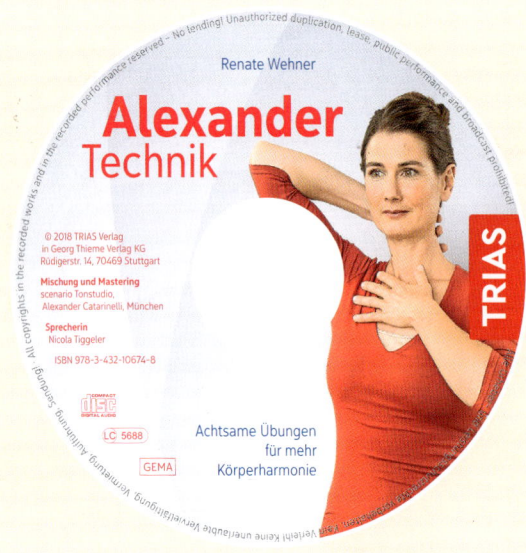